红房子医院：

爱的三次方

华克勤
徐丛剑 主编

上海科学技术出版社

图书在版编目（CIP）数据

红房子医院 ： 爱的三次方 / 华克勤，徐丛剑主编
. -- 上海 ： 上海科学技术出版社，2022.3
ISBN 978-7-5478-5621-5

Ⅰ. ①红… Ⅱ. ①华… ②徐… Ⅲ. ①妇科学－肿瘤学－普及读物 Ⅳ. ①R737.3-49

中国版本图书馆CIP数据核字（2022）第000020号

上海市科委科普项目资助(项目编号：20DZ2311000)

红房子医院：爱的三次方

华克勤　　徐丛剑　　主编

上海世纪出版(集团)有限公司
上 海 科 学 技 术 出 版 社　出版、发行
（上海市闵行区号景路 159 弄 A 座 9F - 10F）
邮政编码 201101　　www.sstp.cn
上海盛通时代印刷有限公司印刷
开本 787×1092　1/16　印张 19.75
字数：200 千字
2022 年 3 月第 1 版　2022 年 3 月第 1 次印刷
ISBN 978 - 7 - 5478 - 5621 - 5/R·2449
定价：78.00 元

谨以此书

献给朝霞里、风雨中、夕阳下的

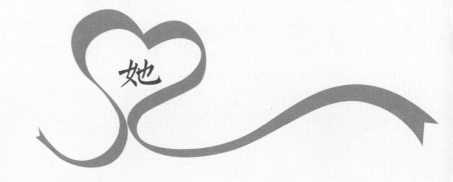

编委会

推荐序一

2020 年，一场突如其来的疫情，让大家的健康意识空前高涨。我们不仅认识到了医学的重要性，更意识到在对抗疾病的过程中，医学科普是一个有力的武器。

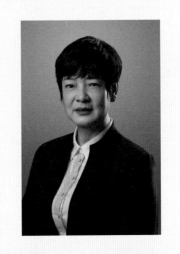

我是一名妇产科医生，长期工作在妇幼保健系统，守护着妇女和孩子的健康。从医三十多年来，我见证了妇产科学的发展和推进，亲历了生殖医学的兴起和快速发展。我深深地感受到女性生殖健康不仅限于女性自身的生理健康问题，更是对于提高出生人口素质、维护家庭和社会稳定都具有重要意义。

人口健康是重要的社会民生问题，从 21 世纪初开始，我带领着团队开始着眼于提高出生人口质量这一重要领域。能够阻断疾病传递这样一件让人欣喜若狂的事情，我想这是每一位妇幼保健事业工作者的夙愿。立足于新时代共同创造健康中国的时代背景下，我非常荣幸见证了《红房子医院：爱的三次方》这本女性生殖健康科普书籍从编辑到出版发行的整个过程。在我看来它不仅是一本女性健康手册，更是

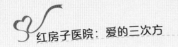

一部提供系统性知识的女性科普经典。

行医多年，翻读此书文稿，吸引我的不仅仅是一个个医患之间的善缘和休戚相关的故事，从心头种下去的更是其中讲解适度、叙述通俗、内容普及的科学内容。生殖功能是我们人类最为珍贵的财富之一，尤其对于女性而言。了解女性生殖健康领域的主要内容，可以帮助大家提高自身的健康管理意识，重视生殖健康，在遇到问题时能够早发现、早治疗，有效避免病痛加重。

以人为本，为人民服务，是生命科学的最终意义。人类的生殖是一门医学艺术，我们一直在探索守护新生命健康的道路。在这个知识进步、科技腾飞的时代，网络影视多种媒体并举，然而事实上，科普书籍相较网络信息有着无可替代的优势。纵览全书，作者们正是从读者角度出发，在将医学科学性、知识性、权威性与科普工作的通俗性有机结合的同时，为读者提供了较为完整的知识系统。

爱护自己，才能守护家庭幸福。相信正在手捧书卷的你，如果耐心阅读，一定可以从书中获得丰富的知识。

黄荷凤

中国科学院院士，英国皇家妇产科学院荣誉院士，
发展中国家科学院院士，中国医学科学院学部委员
2022 年春

推荐序二

转眼，抗击新冠疫情已经两年了，我们仍然在焦虑不安与不确定性中前行。在这场持久战中，我们不断认识病毒，从恐惧到接受，从严防死守到斗智斗勇，积累中增长的智慧和勇气让我们在探索疾病发展的规律中寻找战胜疫情的办法和方案。我曾经说过，在传染病大流行的时刻，医生能做的工作非常有限，战"疫"能否取得胜利，关键还是看民众是不是被发动起来了。而要让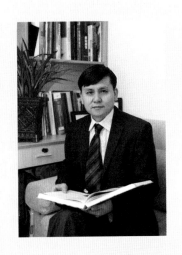民众自发地、积极地配合防疫专家和临床专家的建议，健康科普就是打通这"任督二脉"的利器，其作用不容小觑。

在此次抗疫中，我们同样看到了女性独一无二的力量。她们挺身而出，无所畏惧，团结协作，这些引以为傲的特质让女性闪耀出了不起的光芒，更为战疫做出了不可磨灭的贡献。我真诚地希望全社会都能更好地关爱她们。尤其作为男性，我们更应该关心好身边的女性。而健康是首当其冲的。因为有她在，才有家在。

然而目前，随着疾病谱的变化，妇科肿瘤日趋高发。其实，预防肿

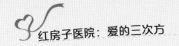
瘤和防控疫情一样，要有规划，要有策略。比如，宫颈癌是可防可治的癌症，只要注射 HPV 疫苗就可以早预防，只要按时进行筛查就可以早发现。所以，强烈倡议家里的男性能将 HPV 疫苗作为生命礼送给自己的女儿，能将宫颈癌筛查作为爱意礼送给自己的爱人和母亲。这比任何的礼物都来得真诚和珍贵。同样，也建议您和您的爱人一起学习女性健康科普知识。我们只有认识疾病、了解疾病，才能更好地预防它，让每位女性有抵御风险的能力和应对危机的勇气。

欣闻华克勤教授领衔的团队策划、编写的妇科健康科普书籍《红房子医院：爱的三次方》即将出版发行。细细翻阅，一个个鲜活的案例、真实的故事，积极回应着女性关心的健康话题，用大众听得懂的话讲清科学道理。从"为什么"到"怎么办"，用简单生动的方式讲述复杂的科学问题，在精准科普妇科肿瘤知识的同时，更让我们感受到了"红房子医院"这所百年老院的责任与担当。

让公众了解真相，深谙科学应对方法，是我们医务工作者从事科普工作的初衷。希望广大女性在看完这本书后，能够了解更多妇科肿瘤相关知识，提高预防意识与能力，用更科学的生活方式及防控方法远离妇科肿瘤，更好地保护自己与家人。

科普，让女性生活更美好！

张文宏

国家传染病医学中心主任，

复旦大学附属华山医院感染科主任、党支部书记

2022 年春

自 序

　　"红房子医院"(复旦大学附属妇产科医院)是一个源源不断凝聚女性力量的地方。在这里,白衣执甲,受任于生死危难之处,奉命于性命攸关之间,为女性筑起一道屏障。

　　近年来,"红房子人"在为女性提供先进、精准诊疗服务的同时,还开展了大量内容丰富、形式多样的女性健康知识普及工作,受到了社会各界的充分认可。然而,在新媒体迅速发展的当下,越来越多的人习惯 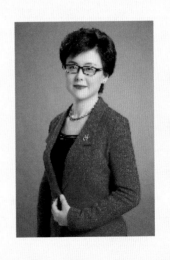于碎片化阅读,针对女性健康的科普读物内容参差不齐,系统而有质量的健康科普读物鲜有所闻。

　　作为一名从业30余年的妇科医生,我想我们有责任肩负起女性健康科普的义务,编写一本科学的、严谨的、优质的原创科普读物,提升女性健康意识,将疾病消除在萌芽状态,帮助受疾病困扰的女性们及时止损,使她们更好地感悟生活,享受人生。

　　值得庆幸的是,我的这一想法得到了本院同仁们的认可与响应。一本健康科普读物可以通俗有趣,但它的灵魂一定是科学、严谨与精准的。这本书的作者均为本院临床一线的资深医务人员。其中不乏具有丰富科普编写经验的专家。我们以宫颈癌、子宫内膜癌、卵巢癌三大妇科恶性肿瘤为主，面向三类人群，即健康人群、高危人群、患病人群，开展以公共卫生三级预防理念为导向的全生命周期妇科肿瘤防治科普创作。根据不同病种和病程特点，我们在编写过程中围绕"高危因素""症状""诊断""治疗""预防"等知识要点，针对常见误区和日常保健常识做出归纳和总结，并且在每篇文章末尾设计了"题目自测"，以问答的方式帮助读者检验知识要点掌握程度。

书中的每个开篇故事皆来自临床工作中遇到的真实案例，主角的人生结局不尽相同，希望女性朋友及家人在感同身受中了解妇科肿瘤、重视妇科肿瘤，解除疑惑、积极预防，促进社会对女性生殖健康的理解以及知信行的改变，让更多女性洋溢生命活力，实现对美好生活的希冀与无限渴望。

我深信这样日积月累、聚沙成塔的变化可以改变一个女性一生的健康轨迹和健康理念，而受益的不仅仅是女性本人，更是家庭、社会以及国家。

是以为序。愿更多人能读到这本书，并将这份爱与责任传递下去。

华克勤

2022 年春

目　录

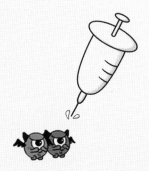

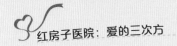

PART 02
爱的第二站：
珍视卵巢

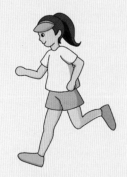

PART **03**

爱的第三站·

卫护子宫

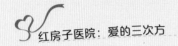
PART 04

「三天站」之外……

不能冷落的爱

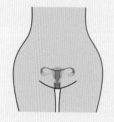

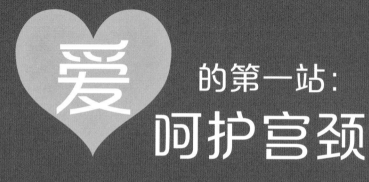

爱 的第一站：
呵护宫颈

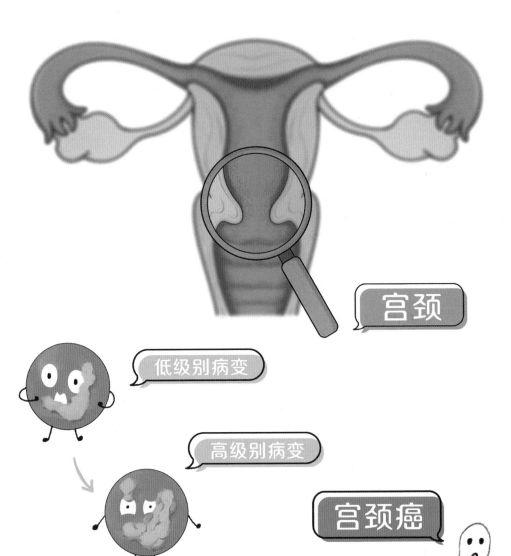

宫颈

低级别病变

高级别病变

宫颈癌

从病变发展到癌

至少10年

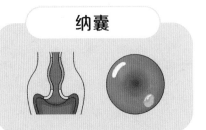

纳囊

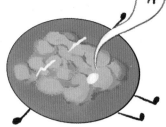

息肉

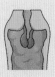

宫颈为什么会生病

人类身体里藏着无数的奥妙,尤其是女性,一个小小的宫颈与女性一生的健康息息相关。

一、宫颈的特殊之处

宫颈位于子宫下部,长 2.5～3 cm,上端与子宫体相连,下端深入阴道,形状是圆柱形或圆锥形中空结构。

宫颈主要由结缔组织构成,含少量弹力纤维及平滑肌。宫颈管黏膜为单层高柱状上皮,黏膜层腺体可分泌碱性黏液,形成宫颈管内黏液栓,堵于宫颈外口。宫颈具有多种防御功能,是阻止病原菌进入上生殖道的重要防线。宫颈管含较多的免疫细胞,参与一系列的免疫反应。此外,宫颈还能分泌大量免疫球蛋白,是局部免疫的重要因素。

宫颈黏液性质受卵巢激素的调节。根据宫颈黏液物理特性和化学组分随卵巢激素分泌变化而出现周期改变的特点,可应用宫颈黏液评分评价卵巢功能和预测排卵。宫颈黏液形成的黏液栓内所含的溶菌酶和抗白细胞蛋白酶等也有局部抵抗能力。由中性粒细胞产生的乳铁蛋白有抑制细菌活性的作用,可以阻止阴道中细菌和真菌的入侵。

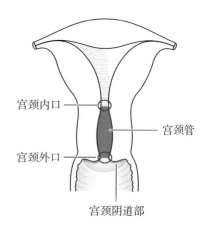

宫颈内口
宫颈管
宫颈外口
宫颈阴道部

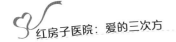

宫颈腺体所分泌的黏液对于生殖有重要意义，可为精子提供合适的碱性环境，黏蛋白纤维网眼的大小可筛选精子，阻止精子在非排卵期进入宫腔，宫颈黏液中的葡萄糖可为精子提供能量，黏液栓在妊娠时可保护宫腔免受感染。

二、宫颈为什么会生病

宫颈鳞状上皮与柱状上皮交接部，称为鳞-柱交接部或鳞柱交接，根据其形态发生变化，鳞柱交接又分为原始鳞状交接和生理鳞状交接。胎儿期，鳞状上皮向上生长，至宫颈管柱状上皮相邻，形成原始鳞柱交接；青春期后，在雌激素作用下，宫颈发育增大，宫颈管黏膜组织外翻，导致原始鳞柱交接部外移。初潮后，在阴道的酸性环境刺激下，原始鳞柱交接处柱状上皮细胞下的储备细胞开始向鳞状上皮分化，并向内朝宫颈外口方向化生，替代柱状上皮。鳞状上皮化生过程中产生了一个新的鳞柱交接，即化生的鳞状上皮与柱状上皮的交接处，这个新的鳞柱交接部也称生理性鳞柱交接部。转化区为原始鳞柱交接与生理鳞柱交接之间的区域。

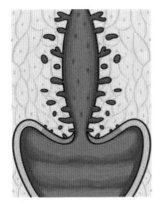 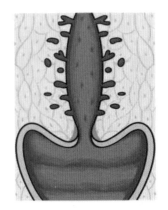

| 育龄期女性宫颈转化区往往位于宫颈外口 | 绝经后女性宫颈转化区退回至宫颈管内 |

转化区中,化生的鳞状上皮不成熟时,易受致癌因素的影响而发生宫颈上皮内病变。由于鳞状上皮化生往往从柱状上皮的顶部开始,深部的腺体未发生鳞化,保留了原有的腺体开口。若鳞状上皮阻塞腺管开口,可形成纳氏囊肿。生育年龄的妇女常有宫颈管柱状上皮外翻,因呈红色而俗称为"糜烂",其实并不是真正的糜烂。宫颈息肉是由于慢性炎症的长期刺激,使宫颈管局部黏膜增生,增生的黏膜逐渐自基底部向宫颈外口突出而形成。

宫颈上皮内病变就是从"HPV 感染"向"宫颈癌"发展中的一个阶段,近年来其发病有年轻化的趋势。具体来说,宫颈鳞状上皮内病变分为高级别和低级别,其中宫颈高级别鳞状上皮内病变属于癌前病变,也就是说目前还不是癌,但如果进展下去就是宫颈癌了。

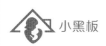 小黑板

怎样预防宫颈 HPV 感染

保持积极乐观的心态、适当锻炼、规律作息、戒烟限酒,因为这些都有助于增强免疫力,而免疫力是清除 HPV 的关键因素。还有一点很重要:同房全程使用安全套,不为避孕,是为了尽可能隔离病毒,避免交叉感染,增加机体清除病毒的机会。

 题目自测

1. 宫颈高级别鳞状上皮内病变是宫颈癌癌前病变吗?

    A. 是   B. 不是

2. 易发生宫颈病变的区域是:

    A. 鳞柱上皮   B. 柱状上皮   C. 鳞柱交接转化区

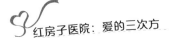
作者介绍

沈　方　复旦大学附属妇产科医院宫颈科主治医师。

专业擅长：生殖道癌前病变、隐匿性宫颈癌等的诊治。

答案：1. A；2. C

为什么宫颈癌越来越多见

20 出头的小张刚刚大学毕业,未婚未育,因为连着两次与男朋友同房后出血来到了医院就诊,进行 HPV 检查发现 HPV16 型阳性。一周后,阴道镜检查加活检病理提示"宫颈鳞状细胞癌"。小张的人生刚刚开始展开,却突然闻此噩耗,感到人生跌进了深渊。

2002 年,著名演员李媛媛,电视剧《围城》中苏文纨扮演者因宫颈癌病逝;2003 年底,歌星梅艳芳因宫颈癌,在刚刚过完她 40 岁的生日后离开人世……

为什么宫颈癌在我们身边越来越多见?

宫颈癌早期几乎没有什么明显症状,这导致它很难被发现。如果你不够仔细,一些轻微的症状如阴道出血、白带增多等很容易被当成月经或者炎症。那么,女性应该怎么做才能避免"中招"?

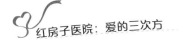

一、留意"蛛丝马迹"

请一定要留意身体的各种微小变化，一旦出现以下异常，应尽早去做个检查。

1. 白带增多、夹血。部分宫颈癌患者有白带增多，分泌物带血丝的现象。

2. 性交出血。

3. 不规则阴道流血（非经期），尤其是在妇科检查和大、小便后。

二、哪些女性容易患宫颈癌

宫颈癌的发病有着复杂的原因，但近年来，有越来越年轻化的趋势。这其实和女性生活方式的改变关系密切。

① 性生活过早

统计表明，初次性生活在 18 岁以前的，宫颈癌的患病率比 20 岁以后才有性生活的要高 4 倍。这是因为青春期宫颈上皮尚未发育成熟，免疫系统更易受致癌因素的刺激。

建议：家有小女初长成的爸爸妈妈们要及时为孩子提供健康的性教育。

② 多个性伴侣

性行为是 HPV 的主要传播途径，女性或其配偶的性伴侣数越多，受病毒感染的机会就越大。有多个性伴侣的女性，患宫颈癌的危险性是单个性伴侣的 2～3 倍。

建议：固定性伴侣，性生活适度。注意双方生殖器官的清洁卫生，性生活时最好戴安全套。

❸ 不注意个人卫生

一些不良的卫生习惯,如穿闷热不透气的化纤衣裤、不及时更换贴身衣物等都会增加病毒感染的机会。

建议: 应穿透气、舒适的棉质内裤,注意外阴及内衣的清洁,注意经期卫生,在月经期和产褥期应禁止过性生活。养成好的卫生习惯,室内勤通风,保持床单的干净清爽,饭前便后洗净双手。

❹ 生活方式不良

宫颈癌发病率节节上升也与女性的生活形态有关。职业女性工作生活压力大、生活不规律、经常熬夜、休息不好,而使身体免疫力下降,从而更容易被病毒侵入。

建议: 学会舒缓压力,保持心情开朗。改变不良的生活方式,早睡早起,均衡饮食,少熬夜,少摄入高脂、高能量食物,适当运动。

❺ 遗传

宫颈癌发病有个容易被忽略的重要原因,就是遗传。临床中发现,很多被检查出宫颈癌的女性,带她们的姐妹、母亲过来检查,也往往发现患有程度不一的宫颈疾病。究其原因,宫颈癌的发病和个体对病毒的抵抗力有很大关系,如果母亲的抵抗力较差,就可能将这种体质遗传给女儿。

建议: 如果你患有宫颈疾病,最好能陪你的女性家人一同去做个筛查。

❻ 吸烟

长期抽烟女性患宫颈癌的概率是不抽烟女性的 3.5 倍;而如果是被动吸二手烟的女性,发生癌前病变的风险是其他女性的 7.2 倍。调查还发现,体内叶酸含量明显不足的女性,不仅在怀孕时容易发生胎儿的神经器官畸形,患宫颈癌的危险也增大。

建议: 吸烟的害处一箩筐,现在又加上了一条罪状,如何去做相信无须赘述。另外,女性应当适量补充叶酸,包括服用叶酸补充制剂和摄取富含叶酸的食物,如动物肝肾、菠菜、小白菜、苋菜、韭菜、鱼、蛋、谷、豆制品、坚果等。由于叶酸不耐热,烹调时温度稍高就会被破坏,因此,做菜时温度不宜过高,烹调时间也不宜太长。

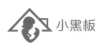 小黑板

预防宫颈癌最好的方法就是定期去医院进行宫颈癌筛查,尤其是有性生活 3 年以上的女性,必须每年做一次宫颈癌筛查。及早发现苗头,将其"扼杀"于无形。

 题目自测

1. 宫颈癌是围绝经期妇女才会罹患的肿瘤吗?

    A. 是   B. 不是

2. 已有性生活的女性进行宫颈癌筛查的频率?

    A. 一年一次   B. 三年一次   C. 五年一次

作者介绍

汪 清 复旦大学附属妇产科医院妇科部副主任、主任医师。

专业擅长:宫腔疾病、性传播疾病、生殖道癌前病变、隐匿性宫颈癌等的诊治;具有宫腔镜四级手术资质,擅长宫腔镜下治疗黏膜下肌瘤、宫腔粘连、子宫纵隔、节育环嵌顿、剖宫产切口憩室等疑难病例的临床治疗,诺舒去内膜术。

答案:1. B;2. A

"上皮内病变累及腺体"有多严重

小美最近单位体检,宫颈癌筛查报告出现了异常,小美慌慌张张赶紧请假去医院就诊,医生为她进行了阴道镜下的活体组织检查来判断宫颈病变情况。几天后,小美拿到了病理报告,"累及腺体"四个字赫然纸上,小美顿然感觉进入了世界末日。

其实,"累及腺体"并不是可怕的洪水猛兽,让我们一起来了解它的涵义吧。

一、"累及腺体"会出现在哪些检查中

"累及腺体"是一种病理学描述,在宫颈相关检查如阴道镜下宫颈活检、宫颈锥切术后的病理报告中有时可以见到。

通俗来讲,宫颈活检就是从宫颈上取出一小块或几块组织,进行病理学的检查。宫颈锥切则是在宫颈活检提示不除外浸润癌的基础上进行的一个小手术,从外向内呈圆锥形切下一部分宫颈组织,既能

够切除病变组织，又能够进一步做病理检查确诊宫颈病变。病理学检查是宫颈疾病诊断最可靠最准确的"金标准"，对宫颈疾病的诊断和治疗有相当大的指导意义。

宫颈上皮内病变"累及腺体"是指不典型增生的鳞状上皮细胞顺着宫颈腺体的开口向腺体内部生长，并逐渐替代了正常腺上皮的过程。这一情况往往出现在宫颈的高级别鳞状上皮内病变（HSIL，既往称 CIN Ⅱ～Ⅲ级）。

二、"累及腺体"就是得了宫颈腺癌吗

多数研究表明，宫颈上皮内病变"累及腺体"与术后残留或复发有关，与宫颈浸润癌的发生有关，但并不等于已经发生癌。

尽管累及腺体提示病变的范围较广，宫颈上皮内病变累及腺体并不比单纯的宫颈上皮内病变危险性增加、不代表病变程度的加重，没有累及腺体也并非病变更轻，病情的严重程度仍然取决于宫颈上皮内病变级别。宫颈上皮内病变累及腺体依然是在宫颈癌前阶段，可以治愈。但是宫颈上皮内病变如果没有得到合适的处理，可以进展为宫颈癌，所以早发现早治疗才是关键。

三、报告"累及腺体"，医生会怎么治

宫颈活检如果发现宫颈高级别鳞状上皮内病变，不管是否累及腺体都应及时治疗，主要的方法是宫颈锥切术，包括冷刀锥切术、环形电切术（LEEP）。报告提示宫颈上皮内病变累及腺体，则高度怀疑宫颈管受累，在锥切时建议增加宫颈切除的深度，以避免病灶残留。当然，治疗也不是一劳永逸，术后仍然要定期进行宫颈癌的筛查。

小黑板

"累及腺体"是一种病理学描述,出现于宫颈鳞状上皮内病变,并不代表病变的严重程度,更不是提示已经发生宫颈癌。根据相应的病变级别早治疗、按时复查,宫颈病变得到治愈不成问题。

 题目自测

1. "累及腺体"是一种更严重更广泛的宫颈病变情况。

　　A. 是　　　　　　　　B. 不是

2. "累及腺体"与腺癌的发生是否有关?

　　A. 有　　　　　　　　B. 无

作者介绍

华克勤　复旦大学附属妇产科医院教授、主任医师、博士生导师。

专业擅长:从事妇产科临床工作30余年,在妇科微创、肿瘤内分泌、生殖道畸形以及盆底功能重建方面成就突出,位居国内、外领先水平,尤其在保留生殖功能的妇科微创技术方面做出创新贡献。

答案:1. B;2. A

到底要不要打 HPV 疫苗

小李今年 25 岁,朋友建议她去打 HPV 疫苗,她有点犹豫,真的有必要打吗？ 自己是否符合 HPV 疫苗标准？ 听说有 2 价、4 价和 9 价疫苗,又应该选择哪一种疫苗好呢？

王女士女儿 15 岁了,朋友建议她带女儿去打 HPV 疫苗。很犹豫,女儿还小,是否打 HPV 疫苗太早了？

关于 HPV 疫苗的话题经常被大家热议,那么你对 HPV 疫苗了解多少呢？ 你是否适合打 HPV 疫苗？ 又应该如何选择呢?

一、打了 HPV 疫苗还会感染宫颈癌吗

国际权威医学杂志《新英格兰医学杂志》最近发表了一项 HPV 疫苗防范宫颈癌的重大研究：瑞典全国 2006—2017 年,167 万 10～30 岁女性的数据显示,接种 4 价 HPV 疫苗,能够使女性浸润性宫颈癌发病风险下降63％。越早接种 HPV 疫苗效果越好,17 岁以前接种,患宫颈癌风险下降88％。

这个研究再次证实了 HPV 疫苗的有效性。但是从下降的概率来看，并不是 100％预防。这是因为宫颈癌疫苗只是针对它所覆盖的 HPV 亚型起预防作用！因为有可能与宫颈癌发病有关系的 HPV 亚型很多，目前即使是 9 价苗，也不能完全覆盖所有的高危型 HPV，只能说是大大减少了妇女患宫颈癌的风险。另外，对 26 岁以上的人群保护效力也不确定，所以做好筛查是非常重要的。

此外，虽然 90％以上的宫颈癌是由于感染了 HPV 引起的，还有一小部分非 HPV 感染相关的宫颈癌可能是别的因素引起的。

所以，即便是打了疫苗，也要定期筛查。

二、HPV 疫苗怎么选

2 价、4 价、9 价，HPV 疫苗到底怎么选？从覆盖的病毒类型来看，越高价的疫苗能抵挡的病毒越多，价格越高，同时也越难预约。公众可以根据自身年龄、经济状况以及疫苗的可及性，选择接种不同的 HPV 疫苗。

有姑娘纠结于国内大于 26 岁不能打 9 价疫苗，想去国外打。其实，"毒性最强"的 HPV16、18 型，2 价和 4 价疫苗已经涵盖了。如果要大费周章，牺牲很多时间、经济成本，也并不一定"划算"，更何况现在疫情还没有结束呢！而"及早接种"比执念于"一定要打 9 价"更重要。

另外，国产 2 价疫苗也于 2019 年 12 月申请上市了，意味着中国宫颈癌疫苗结束了只能依赖进口的历史。国产疫苗适用年龄为 9～45 岁，全程接种完毕花费仅需 1000 元左右，是进口 2 价疫苗价格的一半。只需要打两针的 9 岁至 14 岁年龄组，接种价格会更便宜。

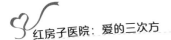
不同效价 HPV 疫苗的比较

	2 价疫苗	2 价疫苗（国产）	4 价疫苗	9 价疫苗（国内版）	9 价疫苗（香港版）
生产厂家	葛兰素史克	厦门万泰	默沙东	默沙东	默沙东
上市时间（全球）	2007		2006	2014	2014
上市时间（中国）	2016 年 7 月	2019 年 12 月	2017 年 5 月	2018 年 4 月有条件批准上市	
预防功效	70％宫颈癌 宫颈癌前病变	70％宫颈癌 宫颈癌前病变	70％宫颈癌 宫颈癌前病变 90％生殖器疣	90％宫颈癌 50％低级宫颈病变 85％阴道癌 90％尖锐湿疣 95％肛门癌	90％宫颈癌 50％低级宫颈病变 85％阴道癌 90％尖锐湿疣 95％肛门癌
接种间隔时间及次数	0、1、6 月（3次）	0、1、6 月（3 次）或 9～14 岁女性可 0、6 月（2次）	0、2、6 月（3次）	0、2、6 月（3次）	0、2、6 月（3 次）或 0、4、10 月（3次）
适宜接种的年龄	9～25 岁女性	9～45 岁女性	20～45 岁女性	16～26 岁女性	9～45 岁女性，男性亦可接种

三、HPV 疫苗适合哪些人

不同类型的疫苗，也有不同年限的要求。符合要求的女性都可以接种。

从临床来看，性生活之前接种疫苗，预防宫颈癌的效果更好。上文的研究也指出了越早接种，预防效果越好。对已经发生性行为的女性，研究表明接种疫苗也有很好的保护作用。因此，世界卫生组织把9～14 岁定为最佳接种年龄。世界卫生组织建议 9～14 岁未发生性生活的女孩作为 HPV 疫苗接种的首要目标人群，15 岁及以上女性是接种 HPV 疫苗的次要目标人群。我国《子宫颈癌综合防控指南》建议 HPV 疫苗接种最佳年龄是 13～15 岁女孩。一旦发生性生活，感染HPV 的概率就会大大提高，因此建议越早接种越好。

而对于已经感染了 HPV 的女性来说，即使是有性生活并且已经感染过 HPV 了，也还是可以接种疫苗！你这次可能只是感染某一种HPV 病毒，但疫苗可以对尚没有感染过的 HPV 亚型进行预防。

四、哪些人不建议接种

1. 不在疫苗规定的年龄范围内，比如 45 岁以后，三种疫苗都不建议接种。一方面是年龄越大预防效果越差，另一方面是超过年龄限制，缺乏临床实验数据支撑。

2. 备孕期、哺乳期的女性。如果接种过 HPV 疫苗，建议打完最后一针间隔 3～6 个月再怀孕。

3. 如果接种前有感冒等轻微感染，虽然不是禁忌，但是最好先和医生沟通再做决定。

虽然大家担心的月经期并不是禁忌证，但是相关研究表示，接种

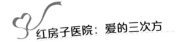
HPV 疫苗后偶尔会有不规则出血和痛经,所以能避开月经期最好。

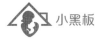 小黑板

　　预防宫颈癌最有效的手段就是接种 HPV 疫苗。

　　HPV 疫苗是预防 HPV 感染和相关疾病的最有效且安全的方法,低龄人群接种效果优于高龄,性暴露前接种免疫效果最佳。疾病的有效预防才能给我们的身体带来健康,才能更好地生活。

题目自测

1. 已经感染了 HPV 的女性还需要接种 HPV 疫苗吗?

　　A. 需要　　　　　　　　B. 不需要

2. 目前有几种 HPV 疫苗?

　　A. 2 种　　　　　　B. 3 种　　　　　　C. 4 种

作者介绍

　　丁景新　复旦大学附属妇产科医院妇科肿瘤科副主任,教授,主任医师,博士生导师。

　　专业擅长:妇科肿瘤(包括宫颈癌、内膜癌、卵巢癌、外阴癌)、生殖道畸形、子宫内膜异位症以及盆底功能障碍的诊治;妇科肿瘤、生殖道畸形、盆底功能障碍、子宫内膜异位症、子宫肌瘤的腹腔镜手术治疗。

答案: 1. A;2. C

避孕套能阻止 HPV 感染吗

26 岁的小王在妇科体检中发现 HPV 阳性，她百思不得其解，急忙询问医生："医生，我是不是得了坏毛病啊？我这么年轻，平时又很注意卫生，每次性生活都戴安全套的，应该不会有事呀，不应该 40 岁以上的妇女才出现这种问题吗？我现在 HPV 阳性，是不是将来就要得宫颈癌了啊？"

一、HPV 感染必然导致宫颈病变吗

首先请不要惊慌，HPV 感染不一定会导致宫颈发生病变，就相当于乙肝病毒携带者不一定会得乙肝一样！

HPV 病毒就像感冒病毒一样常见，感染后并无任何症状，对于 HPV 病毒尚没有明确的特效药，但是每个健康女性体内都有一定的免疫力，大部分情况下，你自己的免疫系统完全可以干掉它。

只有"高危型 HPV＋持续感染"，其中有部分患者会进一步发展成为宫颈癌，这一过程有 5～10 年。因此，在发展到癌之前的漫长过

程里,定期的妇科检查就显得尤其重要。

感染 HPV 后是否会进展为宫颈癌,还与 HPV 的类型有关。HPV 病毒有 160 多种亚型,女性生殖道感染 HPV 最常见的类型分别是 6、11、16、18 型,其中 16、18 型属于高危型,与 70% 左右的宫颈癌相关。

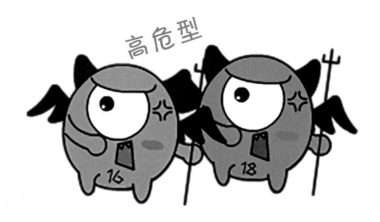

还有其他高危型如 31、33、45、52、58 型等,有可能引起宫颈病变或者癌变、肛门癌、口咽癌等,一旦发现就要高度警惕了。

二、带了避孕套就不会感染 HPV 了吗

HPV 病毒可以通过唾液、性接触及皮肤接触传播,即使避孕套也不能完全有效地防止 HPV 的传播!

事实上,避孕套确实能降低感染 HPV 病毒的风险,但不能完全阻隔 HPV 病毒传播。因为一方面,避孕套有脱落或泄露的情况,另一方面 HPV 病毒可以在肛门和生殖器周围任何区域存活,包括避孕套无法覆盖的区域,而且可以存活数年。

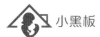

小黑板

　　不少女性一生中至少有过 1 次 HPV 感染,而高危型 HPV 感染是宫颈癌发生的重要因素。宫颈癌并不只发生在中年妇女,20~70 岁女性都有可能发生,只是高发年龄是 40~50 岁。20 岁以前得宫颈癌的妇女比较少,但是近年来年轻妇女宫颈癌发病有上升的趋势,有报道称发现有十六七岁的处女罹患宫颈癌的病例,在我院也有少女罹患宫颈癌的案例。

题目自测

1. 感染 HPV 就是得了宫颈癌吗?

　　A. 是　　　　　　B. 不是

2. 年轻女性会得宫颈癌吗?

　　A. 会　　　　　　B. 不会

（丁景新）

答案：1. B;2. A

打过疫苗，怎么还会 HPV 阳性

小宋今年 27 岁,已婚 2 年,结束了跟丈夫 2 年的两地分居,她觉得是时候给家里添个小宝宝了。听闺蜜说备孕前需要去医院做个妇科体检,于是她就去体检了下,本来也没有什么不舒服,觉得体检可能只是走个过场,没想到结果还真的查出异常了:有高危 HPV16 型阳性!

看到报告的小宋一下子傻眼了:什么? HPV16? 不是那个什么宫颈癌的病毒吗? 去年自己还去打了 HPV 疫苗呢,怎么会有 HPV 感染呢? 还能怀孕吗?

首先,检查出感染了 HPV 病毒的女性同胞们,冷静下来,你们离宫颈癌还很远! 只有女性 HPV 持续感染多年,其中一部分才可能慢慢发展成癌前病变,甚至引起宫颈癌、阴道癌和外阴癌的发生。

也不是所有的高危 HPV 感染都会发生癌症,即使是持续感染高危 HPV 的女性,也要经历一个相当缓慢的过程才可能发生宫颈病变,一般是先有宫颈的癌前病变,再发展为宫颈癌。

一、打了 HPV 疫苗就万无一失了吗

不是的。HPV 疫苗并未包括所有的高危 HPV 亚型,打了疫苗后仍然有感染高危 HPV 的可能。而且有些人在打疫苗前已经感染了 HPV 病毒,目前的 HPV 疫苗对于已经感染的 HPV 是没有治疗作用的。所以,对于有性生活的女性而言,筛查比打疫苗更为重要,更为不可缺少。

二、高危 HPV 感染还能备孕吗

备孕期的女性,建议先做一个宫颈癌筛查,如 HPV 病毒和液基细胞学(TCT 或 LCT)。但如果阴道镜检查发现确实有宫颈的癌前病变,那么一般建议治疗好宫颈的癌前病变再怀孕。

如果阴道镜检查排除了病变,而仅仅是带病毒的状态,那么是完全可以怀孕生孩子的。其实在怀孕女性中,也有很多人是 HPV‒DNA 阳性的。

三、母亲 HPV 感染会影响胎儿发育吗

不影响。HPV 感染宿主后不进入人体血液循环,孕期不会影响胎儿发育,也不会致畸。请放心怀孕。

不过,宝宝出生时感染 HPV 是有可能的,主要是由于接触了被 HPV 污染的羊水。但很多婴儿在出生两年多内就自己清除掉了病毒。

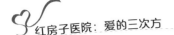 小黑板

感染了 HPV 高危型后关键是要查有没有形成病变,如果宫颈没有病变(单纯 HPV 感染者)是可以正常备孕的。

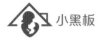 题目自测

1. 感染了 HPV 要等转阴后才可以备孕吗?

    A. 是   B. 不是

2. 打过 HPV 疫苗就不需要检测 HPV 了,对吗?

    A. 对   B. 不对

（汪 清）

答案：1. B；2. B

HPV 阳性，这样"等"它转阴

小王最近在检查出 HPV 阳性后焦虑万分，问医生："医生我这毛病严重吗？应该没问题吧？我网上看见说×××比较好，能快速转阴，我能吃点吗？要不医生你快给我开点药吧，赶紧把病毒杀死我才放心。"

事实上 80% 的女人一生中总要感染一次 HPV，而 90% 以上的 HPV 感染可在 2 年内自然清除，仅不足 1% 的患者发展为宫颈癌前病变和宫颈癌。但是不少女性看见报告上的"阳性"还是不免瑟瑟发抖，满脑子想的都是怎么转阴。到底该怎么看待 HPV 感染呢？我们又能做些什么呢？

一、HPV 感染有特效药吗

并没有！事实上，并没有针对病毒的治疗药物，干扰素等的作用都是改善免疫，不是直接对应病毒的。但是，也不必太焦虑。大部分女性感染 HPV 好比宫颈得了一次小感冒，转阴并不难。

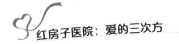

这种转阴，基本靠自己的免疫力。50％～90％的人会自愈，病毒在两年内会被机体免疫系统清除。少数人持续感染超过3年，难以自愈。极少数持续的高危型HPV感染，则可能发展为宫颈癌，但这个过程是很漫长的。

二、HPV阳性，你能做些啥

虽然没有转阴特效药，但不代表就"不管它、没办法"。HPV检查阳性的情况下，首先应该做一个宫颈细胞学检查如巴氏涂片或TCT，看目前有没有已经异常的宫颈细胞。

如果宫颈细胞学有异常，或者是感染了风险较高的HPV16或18亚型，应该进行阴道镜检查，根据结果决定下一步治疗。

如果宫颈细胞学没有异常，一方面要"等"——靠机体的抵抗力清除病毒，所以注意饮食、加强锻炼、保持规律生活要妥妥安排上。另一方面，和其他女性一样，继续进行定期检查，一年复查一次"HPV检测＋TCT/LCT"，一旦发现异常马上进行治疗，这样就可以将宫颈癌消灭在萌芽状态。

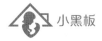 小黑板

HPV感染并不代表宫颈癌。

大多数HPV阳性的女性有"转阴"——自愈机会。

HPV转阴不能被动"等"——要增强自身免疫力，要坚持定期检查。

题目自测

1. 感染 HPV 可以自行转阴吗？

   A. 可以　　　　B. 不可以

2. 已有 HPV 感染而宫颈细胞学无异常的女性可以怀孕吗？

   A. 可以　　　　B. 不可以

（丁景新）

答案：1. A；2. A

"宫颈糜烂"说明性生活不检点吗

20岁左右的小李神情紧张地掏出某体检中心出示的体检报告,告诉医生自己得了"宫颈糜烂"。小李解释自己只交往过一位男朋友,平时生活作风也很检点,却不知为何自己的宫颈已经糜烂了,因此感到非常担心和沮丧,近段时间茶饭不思,也无法专心投入工作,更害怕被男朋友知道。

事实上,"宫颈糜烂"这个描述往往并不正确。真正的宫颈糜烂有吗?有,但其实非常罕见,是指宫颈上皮受到机械磨损或病原体感染情况下出现的上皮缺损。而妇科医生体检时所说的"宫颈糜烂"只是肉眼观察所见,可能是正常的生理柱状上皮外移,可能是慢性炎症,也可能有潜在病变,肉眼无法明确是否异常。这种现象和民间说的男女关系糜烂是没有关系的。如果没有不舒服的症状,一般情况下是不需要治疗的,定期做 TCT 和 HPV 检查就可以了。

女性朋友可以记住下面 6 句话,为"宫颈糜烂"正名。

1. "宫颈糜烂"不是病名,只是肉眼所见,可能正常,可能有炎症或病变,甚至宫颈癌早期有时看上去也这样。需要定期筛查。

2. "宫颈糜烂"压根不是病,分程度干吗?"1度、2度、3度""轻度、中度、重度"的说法早过时,被淘汰了!

3. "宫颈糜烂"和宫颈癌没有必然联系。不管宫颈看上去如何,都应该定期做宫颈癌筛查(LCT 或 TCT + HPV)。如果宫颈癌筛查正常,就算有"宫颈糜烂",也不会得癌。

4. "宫颈糜烂"≠宫颈炎。规范的急性宫颈炎诊断应该就是指有病原体感染的炎症,所以,怀疑急性宫颈炎应该查衣原体和淋球菌等,而不是看有没有"宫颈糜烂"。

5. 不需要单纯针对"宫颈糜烂"做任何治疗。针对"宫颈糜烂"的治疗,尤其是切除部分宫颈组织的治疗,会增加流产和早产的风险!

6. 阴道镜检查不是常规检查,一般是宫颈癌筛查有异常时才需要做。如果宫颈细胞学检查(就是宫颈刮片或者 TCT)都没有做过,就让你做阴道镜检查,这都是不规范的。

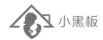 小黑板

"宫颈糜烂"是正常的生理现象,切勿听到"糜烂"二字就认为病重,每年按时体检就可以。

如果下次再听到医生说你有"宫颈糜烂",并叫你"治疗",建议扭头就走。

 题目自测

1. 发现宫颈糜烂后的人将来容易患宫颈癌吗?

    A. 是   B. 不是

2. 宫颈糜烂不是病,所以不需要定期体检,对吗?

    A. 错误   B. 正确

作者介绍

陈 芳 复旦大学附属妇产科医院主治医师。

专业擅长：妇科炎症、子宫肌瘤、子宫内膜异位症、卵巢囊肿、月经失调、女性不孕症等妇产科常见病，以及宫颈癌前病变、HPV 感染的诊治。

答案： 1. B;2. A

宫颈"长痘痘"，会癌变吗

　　小捷这几天有些烦心，因为刚刚拿到的公司年度体检报告里写了个"宫颈囊肿"。好像去年闺蜜佳佳就是因为妇科什么囊肿去做了个腹腔镜手术，还住院了。自己是不是也需要住院手术啊？那家里和单位都要安排呢，怎么办？于是，她跟佳佳诉苦。佳佳说她去年是卵巢囊肿，不是宫颈囊肿。那宫颈囊肿是否需要手术？小捷决定去专业医院看一看。

一、宫颈上的"痘痘"——囊肿

　　一个个圆圆的小囊泡长在宫颈口，看起来像发炎，或是超声下可看到宫颈内有些无回声区，这是很多女性在体检时被医生发现的"小痘痘"。这个"小痘痘"有个正规的名字叫"宫颈纳氏囊肿"，简称"纳囊"，宫颈纳氏囊肿绝大多数情况下是宫颈的生理变化。名字怪吓人的，容易被人误解，但其实根本不是病。

　　宫颈纳氏囊肿也叫宫颈腺体囊肿，它是一个宫颈腺体潴留囊肿，就是正常黏膜的结构，一个腺体。正常宫颈分为鳞状上皮和腺上皮，

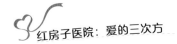

腺体多数是位于颈管比较高的地方。我们的宫颈管里有很多腺体，它会分泌黏液。如果腺体开口被堵塞，它就会形成囊肿。说得简单点，你可以把这个想象成脸上爆痘痘，有时候脸上油脂分泌旺盛堵塞毛孔就会导致痘痘发生。

二、"痘痘"会不会病变？

尽管宫颈纳囊不是病，但还是有很多人会问，要不要管它？会不会导致其他病变啊？据说有个女生，在有个不那么正规的私立医院里，有医生就是这么跟她说的——看起来不好看，有炎症，以后容易病变。这就搞笑了，难道长得丑的人都是坏人吗？

其实，宫颈的这个纳囊是良性的，不会引起宫颈癌前病变，更不会引起宫颈癌，只是宫颈外观上有变化，妇科检查可以见到囊肿，B超会显示多个囊肿。它不会对身体造成任何损伤，也不会引起病变。

三、"痘痘"是否需要处理？

既然宫颈的这个"痘痘"不会引起病变，那当然不需要做任何治疗。姑娘们不要去做无谓的治疗，无谓的治疗就是过度治疗。

话说回来，小捷找了个正规医院，看了宫颈专科，跟医生说了是来查宫颈囊肿的。医生并不关心囊肿，而是问小捷有没有阴道排液，有没有异常出血等症状。听小捷说没有这些症状，医生看了体检报告说细胞学和高危 HPV 都是正常的，放心，也不需要处理。小捷高兴坏了。而同去的闺蜜佳佳，虽说宫颈很光滑，但因为单位体检内容并不全，没有 HPV 检测，在医生的建议下补查了 HPV。

小黑板

宫颈是否光滑、是否有囊肿和有无病变没关系。

宫颈的病变一般与高危 HPV 持续感染有关。

宫颈病变筛查要靠细胞学和高危型 HPV 检查,如果筛查有异常或有临床症状(阴道排液或同房后出血等)再做阴道镜检查。

题目自测

1. 宫颈光滑就一定没病吗?

　　A. 是　　　　　　　B. 不是

2. 宫颈纳氏囊肿要赶紧治疗,否则有病变的可能,对吗?

　　A. 对　　　　　　　B. 不对

（汪　清）

答案: 1. B; 2. B

不可信的"可怕"传言

28岁的小王在公司员工体检时被告知宫颈肥大、宫颈囊肿，需要做手术，建议去专科大医院进一步检查。小王吓得不轻，立即"百度"，更是吓蒙了，心里想我这是得"大毛病"了啊，还有可能是宫颈癌！内心忐忑之下，小王来到正规医院进一步检查。结果细胞学检查正常，HPV检测阴性，不需要治疗。

宫颈是谣言的重灾区，"宫颈糜烂""宫颈囊肿""宫颈肥大"都属于最常见的高频词汇，从中演化出各种版本的传言，应该如何正确辨别这些传言呢？

传言一：宫颈糜烂

传说中的"宫颈糜烂"往往是一种正常的生理现象（详见28页）。

传言二：宫颈囊肿是慢性宫颈炎

与"宫颈糜烂"类似，"宫颈纳氏囊肿"也困扰了许多女性。实际上，纳氏囊肿是因为宫颈管腺开口堵塞，导致分泌物潴留而形成的囊肿。它是一种生理改变，并非炎症。

妇科体检时经常见到无症状的纳氏囊肿，绝大多数是无需治疗的。

纳氏囊肿可以长期存在，即便是逐渐增大也不会导致什么严重后果。因此，与对待"宫颈糜烂"一样，有性生活的女性只需每年定期做妇科体检，排除宫颈病变就可以了。

传言三：宫颈肥大要及时治疗

宫颈肥大就是宫颈较正常的大，但目前没有具体的数值标准，在妇科体检中，被描述为"宫颈肥大"有时候还会带有医生的主观感觉在里面。

宫颈肥大的原因可能与炎症的慢性刺激有关，也可能是腺体深部有黏液潴留形成囊肿。只要排除宫颈病变，单纯的宫颈肥大通常无需治疗。

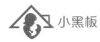 小黑板

宫颈囊肿只是囊液潴留，不是宫颈炎，大部分女性都有，一般不需要治疗。

宫颈肥大不一定代表宫颈炎，如果没有任何异常症状，一般不需要治疗。

题目自测

宫颈纳氏囊肿需要手术吗？

A. 需要　　　　　　　　B. 一般不需要

作者介绍

丛青　复旦大学附属妇产科医院副主任医师，硕士研究生导师，宫颈与阴道早期疾病诊治中心秘书。

专业擅长：阴道镜检查、宫腔镜检查和手术。包括宫颈癌前病变、早期宫颈癌、阴道、外阴上皮内病变、外阴白斑、宫腔占位、宫腔粘连，以及盆腔炎、阴道炎和外阴炎等妇科常见病的诊断和治疗。

答案：B

你会看宫颈筛查 TCT 报告吗

"五一"小长假，小丽回家看望父母，无意中在抽屉里发现了一张母亲的 TCT 检查报告，报告的诊断意见是"高度鳞状上皮内病变（HSIL）"。小丽询问母亲相关的情况，年过六旬的母亲不以为然地回答道："这报告又没说是癌，过段时间就好了，没事的。"小丽不放心，节后坚持带着母亲去医院询问并进行进一步的检查，结果显示为 HPV18 型阳性，局部已是宫颈原位癌。所幸发现尚早，及时进行了手术治疗。手术后小丽母亲不禁感叹："还好筛查了 TCT，没有放过，不然可耽误了大事啊！"

宫颈癌往往没有什么症状，发展得无声无息，而 TCT 检查作为宫颈癌筛查的第一步，为宫颈病变及宫颈癌的早预防和早发现做出了重要的贡献。那么，TCT 报告那些看不懂的英文和拗口的中文诊断意见该如何解读呢？什么时候需要进一步的检查和处理呢？

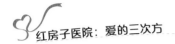

一、什么是 TCT

TCT 检查是液基薄层细胞学检查的简称，通过小毛刷获取宫颈脱落细胞进行检测，以发现异常的宫颈细胞。

TCT 报告一般分为三部分。第一部分评价宫颈标本获取是否满意，满意的标本应该具有足够的细胞量，既有上皮细胞也有颈管细胞，以及化生细胞；第二部分为病原微生物的检测，即判断是否存在滴虫、真菌等病原微生物的感染；第三部分为 TBS（细胞学）标准诊断的报告意见。有些医院的 TCT 报告只显示 TBS 标准诊断的结果。

TCT 筛查应该在性生活开始 3 年后或 21 岁以后，并定期复查。检查中偶尔可能有少许出血，属正常现象，不用过度紧张。

二、TCT 的报告解读和处理建议

① 未见上皮内病变细胞或恶性细胞（NILM）

解读：即宫颈细胞正常，无需特殊处理。

② 真菌感染、滴虫感染

解读：表示阴道正常菌群失调，或有滴虫等病原微生物入侵，导致感染。

建议：再做一个白带常规和细菌性阴道病检查，然后根据检查结果制定治疗方案。

③ ASC-US（非典型意义的鳞状细胞或不能明确意义的不典型鳞状细胞）

解读：提示不确定这些细胞是否正常。

建议：25 岁以下的，1 年后复查 TCT；25 岁以上的，检查"高危型

HPV"：①HPV 阴性,可以观察 1 年后复查 TCT；②HPV 阳性,建议行阴道镜＋宫颈活检。

④ ASC‑H(非典型鳞状细胞不排除高度鳞状上皮内病变)

解读： 表示虽不能明确意义,但倾向于有癌前病变。

建议： 检查高危型 HPV,行阴道镜＋宫颈活检。

⑤ LSIL(低度鳞状上皮内病变)

解读： 表示可能有宫颈病变,但不用太紧张。

建议： 检查高危型 HPV,行阴道镜＋宫颈活检。

⑥ HSIL(高度鳞状上皮内病变)

解读： 表示有可疑癌前病变细胞,需要进一步确诊和治疗,不然发展成癌的可能性较大。

建议： 检查高危型 HPV,尽快行阴道镜＋宫颈活检,根据病变程度行宫颈锥切术。

⑦ AGC(非典型腺细胞)

解读： 表示腺上皮病变可能,包括宫颈来源和宫腔来源等。

建议： B超检查子宫内膜,尽快行阴道镜检查＋宫颈活检＋宫颈管搔刮术以明确诊断,必要时诊断性刮宫或宫腔镜检查排除内膜病变。

⑧ 鳞状细胞癌

解读： 高度可疑宫颈癌。

建议： 尽快行阴道镜＋宫颈活检。

三、检查报告"CIN"解读

有些医院的报告仍采用 CIN 分级,即 CIN Ⅰ、Ⅱ、Ⅲ。CIN 指宫颈上皮内瘤变,属于宫颈癌前期病变。CIN 包括宫颈不典型增生及宫

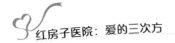
颈原位癌,即将宫颈上皮非典型增生发展至原位癌这一系列过程统称为 CIN。根据非典型增生的程度和范围,CIN 可分为 Ⅰ 级(轻度非典型增生)、Ⅱ 级(中度非典型增生)、Ⅲ 级(重度非典型增生及原位癌)。

但目前,国际上更加推荐按上述 TBS 诊断标准来分类,其中 TBS 中的 LSIL 可大致对应 CIN Ⅰ,TBS 中的 HSIL 对应 CIN Ⅱ 或 CIN Ⅲ。

除了 TCT 检查,宫颈癌筛查还包括 HPV 的检查和阴道镜的检查。当 TCT 和 HPV 报告出现异常时,需要阴道镜检查及宫颈活检帮助进一步评估和确认宫颈病变的严重程度,以期早发现、早诊断、早治疗。

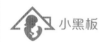 小黑板

TCT 检查是宫颈癌筛查的重要组成部分,有助于宫颈病变及宫颈癌的早期预防和早期发现。TCT 报告意见若见异常不代表就是罹患了宫颈癌,报告意见不是宫颈癌也不代表高枕无忧。

定期进行 TCT 检查,并联合 HPV 检查,必要时进行阴道镜检查和宫颈活检,拿到结果尽早及时去医院就诊,保卫宫颈健康,你我都可以!

 题目自测

1. TCT 报告为 ASC-US,无需进一步检查?

    A. 是   B. 不是

2. TCT 报告为 HSIL,需要进行以下哪种处理?

    A. 无需处理   B. 1 年后随访

    C. 仅检查高危型 HPV   D. 高危型 HPV + 阴道镜检查和活检

作者介绍

周方玥 复旦大学附属妇产科医院硕士研究生。主要进行宫颈阴道上皮病变的研究,作为第一和共一作者发表SCI论文3篇。

答案: 1. B; 2. D

同房出血，"癌"的重要信号

42岁的张女士，近一年白带明显增多，而且同房后容易出血。由于工作忙，又听同龄的朋友讲她们也有过类似的情况，张女士觉得是小事一桩，不用太过紧张，所以一直拖着未予重视。等到上述情况愈加严重了，才来医院做检查。但经过系列检查，张女士最终被确诊为宫颈癌，而且已经是中晚期，非常让人惋惜。

一般宫颈癌前病变没有比较明显的症状，或只有普通宫颈炎的症状，如白带增多，或白带带血、性接触后阴道少量流血等，因此比较容易忽视。所以要警惕早期症状，一旦出现异常，应尽早就诊。

一、同房出血=宫颈癌吗

不能这么说！

同房后出血的原因很多，比如严重的阴道炎、宫颈炎、宫颈息肉都容易发生同房后出血。除此之外，宫颈的黏膜下肌瘤、子宫内节育环下移脱位、月经期、人流后及产褥期过早就开始性生活等也可能造成同房后出血。

虽然同房后出血的原因很多，但作为宫颈癌和癌前病变的一个典型症状，它就像是一个危险的信号。无论是什么原因，最重要的是及时就医！

二、癌前病变离宫颈癌有多远

宫颈癌的主要因素是高危型 HPV 的持续感染，这个致癌的过程是很漫长的，其前兆为"宫颈上皮内瘤变"，它是 HPV 感染到发生宫颈癌中的一个阶段，分"低级别"和"高级别"，其中高级别宫颈上皮内瘤变（CIN Ⅱ、Ⅲ）就属于癌前病变。

所以，可见癌前病变并不等于宫颈癌，从癌前病变发展到宫颈癌需要经过 HPV 感染→HPV 持续感染→宫颈上皮内瘤变→原位癌→浸润癌的过程，这一过程一般需要几年到十几年。

这期间我们有充分的时间筛查、诊断、治疗，以防止宫颈癌的发生。因此，定期进行 HPV、宫颈细胞学筛查至关重要。

 小黑板

宫颈癌的早期症状为同房出血，一旦出现要及时就诊。重视早期症状，定期做宫颈癌筛查，将宫颈癌及癌前病变扼杀在萌芽中。

1. 宫颈癌的早期症状是：

    A. 腹痛　　　　　　　B. 同房出血　　　　　C. 阴道流液

2. 导致宫颈癌的病原体是：

    A. HPV　　　　　　　B. HIV

作者介绍

唐晓燕　复旦大学附属妇产科医院住院医师，医学博士，擅长宫颈癌、卵巢癌等妇科肿瘤的诊疗和研究。

答案：1. B；2. A

内裤老是湿湿的，当心不是"尿失禁"

35岁的韩女士拿着自己的报告单怎么也不敢相信，她反复问医生"是不是搞错了"？

原来，近日她自觉内裤时不时就会湿透，好姐妹告诉她这是"漏尿"，还说"生过孩子的年纪大了多少会有一些"，让她不用在意。但韩女士总觉得有些不对劲，为了放心她还是来到医院，想查一下盆底功能。让她没有想到的是，辗转就诊后竟被诊断为宫颈癌！

半年前，韩女士在单位体检时做过一个简单的妇科检查，因为当时医生说她的宫颈"很光滑"。她认为"很光滑"等于"没事"，于是拒绝了进一步的检查。现在一下子得了癌，会是误诊吗？

以"尿失禁"为症状就医，却查出宫颈癌的患者正在逐年递增。这一类型的宫颈癌叫作"宫颈腺癌"，之前在宫颈癌中的比例只占到5%左右，但近年来发病率逐年上升，目前已达到20%左右。

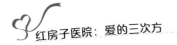
一、其实不是尿失禁

尿失禁跟宫颈癌没有关系，韩女士所谓的尿失禁不是漏尿，其实是阴道排液！

随着人们健康意识的提高，越来越多的女性会进行定期的妇科体检，同时对于"白带异常""阴道流血"等宫颈癌的早期症状也有了相当的警惕，这些都有助于宫颈癌的早发现、早诊断、早治疗。

但是对于一些宫颈腺癌的患者来说，她们可能出现另一种不同的症状——阴道排液，由于排出的液体多数呈水样，很多患者会误以为是"尿失禁"，羞于启齿而延误了病情。

事实上，宫颈腺癌引起的阴道排液和真正的尿失禁还是有区别的。一般压力性尿失禁会在打喷嚏、咳嗽、提运重物等压力增加的情况下出现，而宫颈腺癌引起的阴道排液是持续性的，量非常多，往往能够浸湿内裤，而且这个液体一般是清亮的。

二、宫颈光滑就没事吗

不，病变可能藏在宫颈管里！

殊不知，不同于宫颈鳞癌的宫颈通常外向生长着息肉状、菜花状赘生物，宫颈腺癌的癌变部位隐匿地生长在宫颈管里侧，早期宫颈腺癌患者妇科检查往往无明显异常，造成麻痹大意。

有一部分宫颈癌患者可能出现 TCT 和 HPV 检查均为阴性的情况。因此，宫颈检查也要讲求个体化原则，对于高危人群、长期服用避孕药或出现同房后出血等情况，最好采取新三阶梯法，即细胞学＋HPV—阴道镜—病理组织学诊断来进行确诊。同时，在阴道镜下活检必须注意取材部位的问题。若是观察到出现阴道持续大量不规则排液、宫颈管桶状增大等情况，以及细胞学检查为 LSIL、HSIL 或

AGC(参见38～39页)，一定要注意对宫颈管进行搔刮，以免腺癌被漏诊。

宫颈癌病因何在？HPV感染是关键！总体说来，不管是鳞癌还是腺癌，主要的致病高危因素是一样的，即持续HPV感染。不过与主要感染HPV16亚型的宫颈鳞癌有所不同的是，宫颈腺癌主要是感染HPV18亚型。

三、出现阴道排液要做哪些检查

一般常规的检查包括宫颈细胞学筛查、高危HPV检测，妇科超声是一线检查。之后一般还会结合阴道镜检查，必要时需要宫腔镜检查来明确异常排液是哪里来的。

很多疾病可能引起阴道排液，尤其是腺上皮病变，包括宫颈叶状增生、微偏腺癌、宫颈腺癌、子宫内膜癌、输卵管癌等。因此，需要进行相关的检查逐步排除这些疾病。

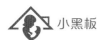 小黑板

不要自以为"尿失禁"无关大碍，出现异常需要请专科医生进行检查，明确诊断。

阴道排液是持续性的，而尿失禁是阵发性的——只在压力增高的情况下发生。

 题目自测

1. 宫颈光滑就说明宫颈是健康的吗？

　　A. 是　　　　　　B. 不是

2. 阴道排液跟 HPV 感染没有关系,这句话对吗?

A. 对　　　　　　B. 不对

作者介绍

张宏伟　复旦大学附属妇产科医院主任医师。

专业擅长：HPV 感染相关宫颈、阴道、外阴、肛周、癌前病变,隐匿性宫颈癌等的诊治;宫腔镜手术,对于子宫内膜早期病变保育的宫腔镜治疗有娴熟的技术和独到的经验,擅长宫腔镜治疗黏膜下肌瘤,以及重度宫腔粘连、子宫纵隔、节育环嵌顿、剖宫产切口憩室等疑难病例的临床治疗。

答案：1. B;2. B

得了宫颈癌，照样能生宝宝

30岁的 Anna 和丈夫经过 10 年爱情长跑，终于修成正果。如今已在上海立业成家，备孕一个健康宝宝成了他们的当务之急。可就在孕前体检的时候，Anna 被检查出宫颈上长了一个"小疙瘩"，而且一碰就出血。经过进一步宫颈癌筛查和阴道镜活检，Anna 被确诊得了宫颈癌。

Anna 其实早有同房出血症状，她却总以为是之前自己得过急性宫颈炎导致的后遗炎症而已，所以迟迟没有检查过。幸运的是，她还是早期宫颈癌。Anna 和家属一致要求保留子宫，我们便为她实施了机器人保育手术。如今她的宝宝已经 1 岁多，健健康康，一家人平安喜乐。

其实，和 Anna 一样，30 岁才刚结婚备孕的女性不在少数，她们抑或为了拼事业，抑或走出半生才遇到尘埃落定的那个人，但不幸的是，不是所有准备"十月怀胎"的人都有机会做妈妈。更有甚者，我们有患者 22 岁就因宫颈癌失去了子宫。

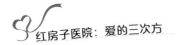

一、宫颈得了癌，就一定要把子宫都拿掉吗

在宫颈癌的确诊人群中，有近一半人不足 45 岁，而在因宫颈癌切除子宫的人群中，本可保留子宫的也高达四成。如果年纪不到 45 岁却被诊断宫颈癌，而且非常渴望生育自己的孩子，那么可以参照以下条件看看自己是否满足保育（子宫）条件。

1. 患者因素：＜40 岁，有保育意愿，无临床不孕证据。

2. 肿瘤分期：ⅠA～ⅠB（肿块直径不超过 4 cm）。

3. 病理类型：鳞癌、腺癌、腺鳞癌（具体需临床医生和病理科医生多科会诊判断）。

4. 病灶大小：直径＜2 cm，病灶局限于宫颈，影像学证实盆腔淋巴结阴性，无远处转移证据。

如果病变尚属于早期，宫颈癌患者的长期生存率超过 90％。保不保子宫，生存率无显著差异。十年来的临床数据也证实了保育手术的肿瘤及产科预后结局均良好。因此，NCCN（美国国家综合癌症网络）最新指南也就宫颈癌保育手术的治疗方式进行了规范化推荐。

如果肿瘤发现比较晚，确诊时候肿块直径已经超过 4 cm 或者出现宫旁浸润、淋巴结转移，那么医生就不会建议继续保留子宫了。

二、如果选择保留子宫，安全吗

广泛宫颈切除和根治性子宫切除术的手术并发症发生率差别不大，但保育手术难度更大，对于术者的精细操作要求更高，且术后有环扎带侵蚀、宫颈狭窄风险。

但就长期生存而言，保育术后 5 年无复发生存率为 94.4％，总生存率高达 97.4％。因此，两者的生存率相当，高达 95％以上，差异无统计学意义。对于同样大小的病灶而言,切子宫和切宫颈的总体预后相当,复发率约 4.4％,死亡率约 2.1％。

如果术后病理提示切缘阳性、病灶直径超过术前评估或淋巴结阳性,此时需要进一步行根治性子宫切除术或辅助放化疗。这类情况占保育手术的 10％ 左右。如果病理切缘阴性、淋巴结阴性,那么孕育一个属于自己的健康宝宝的机会是很大的。

三、手术成功后要注意些什么

和宫颈癌筛查一样,保育术后一样需要密切随访。术后两年内尤其需要每三月来门诊评估一次,复查 HPV、LCT/TCT,必要时行阴道镜检查(尽量避免颈管搔刮),每 3 个月检查盆腔超声及肿瘤指标。另外,术后半年需要进行盆腔增强磁共振检查(MR),之后每年一次,持续 2～3 年。有复发迹象的话,及时行全身 PET - CT 检查。

术前 HPV 阳性者,保育术后的病毒载量常常会有明显下降,但术后还没备孕前建议您全程戴套同房,避免持续感染 HPV,之前没来得及打的 HPV 疫苗也可约起来。

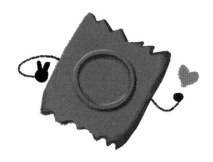

四、宫颈癌保育术后多久可以怀孕

话说剔个肌瘤或做个剖宫产手术都得避孕 0.5～2 年,而宫颈癌

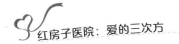
保育这么高难度的手术，一般来说，推荐的实际受孕时间也是术后 1～2 年。可以早点尝试自然受孕，若试孕失败可通过试管婴儿实现受孕。

保育术后影响生育的主要因素是宫颈狭窄，导致痛经、子宫积血或子宫内膜异位症。对于我们团队而言，一般保育术中即行宫腔支架植入 + 宫颈环扎，避免术后颈管粘连及宫颈机能不全。对于那些没有环扎的人群而言，孕早期再行宫颈环扎也是可行的。术后成功受孕者，流产率较普通人群相对高一些，晚期妊娠者则 75％可以足月分娩。就国内数据而言，宫颈癌保育术后流产率为 30％～40％，分娩率为 60％～70％。避免于子宫颈峡部进行宫颈切除，保留 20％的宫颈内口长度可以减少妊娠丢失和避免早产。

五、还可以生二胎吗

一般对这类患者，我们建议是在生育后切除子宫。当然如果二胎愿望非常强烈，随访过程中也一直稳定，没有复发迹象的话，可以暂不切除子宫。

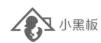 小黑板

不论年纪大小，如果已有三年以上的性生活史，尤其有多个性伴侣或者有过高危性生活的话，建议每年进行宫颈癌筛查。

如果有同房出血或血性白带等不适，及时就医。

适龄女性，不论有无性生活，不论 HPV 感染与否，不论是否已经患有宫颈癌，45 岁以下，没打 HPV 疫苗的，尽快约上。

1. 得了宫颈癌，一定要切除子宫吗？

　　A. 是　　　　　　　　　　　　　B. 不是

2. 以下哪种宫颈癌病理类型不适合保育手术？

　　A. 鳞癌　　　　B. 腺癌　　　　C. 胃型腺癌　　　　D. 腺鳞癌

（华克勤）

答案：1. B；2. C

宫颈癌手术，选微创还是开腹

45岁的许阿姨在当地医院被诊断为"宫颈鳞状细胞癌"，为了进一步明确诊断，她慕名来到了复旦大学附属妇产科医院。经过门诊系列检查，最终确诊为"宫颈浸润性鳞癌ⅠB2期"。我们团队为许阿姨施行了全程完全模拟开腹的3D腹腔镜宫颈癌根治术。

什么叫"全程完全模拟开腹的3D腹腔镜宫颈癌根治术"？是一种新的微创手术方式吗？

原则上，早期宫颈癌以手术治疗为主，中晚期宫颈癌以放疗为主，化疗为辅。靶向治疗主要针对晚期及复发宫颈癌的治疗。

一、开腹与微创手术的利弊及选择

对于早期宫颈癌患者，手术治疗是其首选治疗方式，一般可通过开腹手术或腹腔镜微创手术这两种方式。

腹腔镜微创手术优势主要体现在：视野清晰、解剖清楚，术中出血少、术后恢复快、住院时间短、伤口美观等。而开腹手术具有适应证广、费用低、无需特殊器械等优点，更易做到无瘤原则，可能生存获益。

然而2018年，两篇发表于《新英格兰医学杂志》的临床研究引发了国内外宫颈癌治疗领域的巨大震动和热议。美国安德森医疗中心牵头的全球多中心前瞻性随机对照试验（LACC试验）及另一项大样本回顾性队列研究，均认为宫颈癌腹腔镜手术与经典的开腹手术相比，病死率及复发率更高，颠覆了多个指南中推荐的腹腔镜技术可用于早期宫颈癌手术治疗的建议。

目前还没有公认的、具有高级别证据支持的宫颈癌微创手术适应证。但是，很多研究指出ⅠB1期、肿瘤直径≤2 cm的宫颈癌可能是腹腔镜手术的适应证。而也有研究提示腹腔镜技术在不同的恶性肿瘤中产生的研究结果不完全相同或者相反。由此可推断，应该不是腹腔镜技术本身，而可能是使用腹腔镜技术过程中对无瘤原则理念的贯彻问题。

因此更多的专家提出，对于宫颈癌的微创治疗，我们要严格掌握适应证，不断改进手术操作与技术，比如减少CO_2腹压的频繁变化、不使用举宫杯，并强调无瘤手术的重要意义，减少肿瘤组织的挤压和破裂，以避免肿瘤组织脱落种植的风险。

二、何为模拟开腹的腹腔镜宫颈癌根治术

针对开腹还是微创的争论，我们团队也进行了手术的反思，如何能够兼顾微创的优点，又能保证患者的安全呢？因此，团队改进了腹腔镜手术操作与技术，利用免气腹装置创造手术操作所需要的空间，而不再使用CO_2充气形成气腹，从而避免了CO_2气腹可能引起肿瘤细胞播散的风险。

此外，手术中摈弃了腹腔镜手术中常用的举宫杯，通过套扎环将

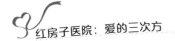

宫颈病灶完全封闭于阴道"袖套"内再切开阴道等方式,最大限度地防止肿瘤细胞的种植和播散,全程模拟了开腹环境下的手术操作,将腹腔镜微创技术的最小创伤和开腹手术的受益结合在一起。这就是开篇提到的许阿姨接受的"全程完全模拟开腹的3D腹腔镜宫颈癌根治术"。

总的说来,宫颈癌治疗的手术方式选择,首要的是长期肿瘤学结局,次之是并发症的多少,第三是生命质量的改善。就恶性肿瘤的治疗效果而言,患者的低复发率和更长的无瘤生存永远是第一要素,其次才是微创性,如何让患者获益最大化是宫颈癌治疗过程中最重要也是最根本的准则。

 小黑板

宫颈癌患者的最佳治疗方式需要根据其年龄、肿瘤分期、生育需求、基础情况等个体化制定。微创与开腹的术式目前有争议,需进一步研究证实。但是严格适应证,遵循无瘤原则肯定是改善患者预后的关键。

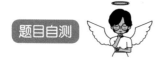 题目自测

宫颈癌ⅠA1期患者首选什么治疗方式?

A. 手术治疗　　　B. 放疗　　　C. 化疗　　　D. 靶向治疗

(华克勤)

答案：A

宫颈癌精准手术，到底有没有"切"干净

40岁的李女士因"同房后出血"到医院就诊，妇科检查发现宫颈上有一个直径约1cm的肿块，随后通过阴道镜活检及盆腔磁共振、PET－CT等影像学检查，最终确诊为宫颈鳞癌ⅠB1期，很快就住院准备进行手术治疗了。

她上网查阅得知，手术在切除子宫的同时，还需要做淋巴结的清扫，清扫的范围很大，容易出现并发症。面对李女士的担忧，考虑到她目前尚为早期宫颈癌，我们提出"广泛全子宫双输卵管切除+前哨淋巴结活检"的手术方案，可以精准手术范围，减少并发症。但李女士又担心这个手术是否能把肿瘤切除干净。

宫颈癌患者面对手术治疗，第一反应往往是医生有没有给我"切"干净？那么，在手术中，医生是怎么来判断患者的手术切除范围的呢？医生是如何防止遗漏，同时又避免盲目过度清扫淋巴结的呢？

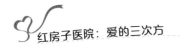

一、最可能发生转移的前哨淋巴结

前哨淋巴结是指最先接受原发性肿瘤淋巴引流的淋巴结，即原发肿瘤区域淋巴引流的第1站，也是肿瘤最可能转移的部位。前哨淋巴结显影技术，顾名思义，就是通过在肿瘤部位或周围注射示踪剂，示踪剂沿局部淋巴管道逐级引流到淋巴结，从而使医生能够准确识别出前哨淋巴结。前哨淋巴结显影技术目前常用以下四种示踪技术与方法：染料法（亚甲蓝、纳米炭等），放射性核素法，荧光成像法，磁共振成像造影剂法。

前哨淋巴结为最可能发生肿瘤转移的淋巴结，通过早期对患者前哨淋巴结的活检评估，可以准确地预测患者盆腔淋巴结的状态。根据肿瘤学观点，若前哨淋巴结无转移，则盆腔其他淋巴结转移的可能性极小；若前哨淋巴结有转移，则盆腔其他淋巴结可能有转移。因此若前哨淋巴结阴性，理论上可认为此淋巴结区域内无肿瘤转移，可避免行盆腔淋巴结清扫。

二、让早期宫颈癌患者得益的前哨淋巴结显影术

淋巴转移是宫颈癌的主要转移途径，也是影响早期宫颈癌预后的重要因素。根据目前宫颈癌治疗指南，ⅠA1 期以上的宫颈癌患者均应接受盆腔淋巴结清扫术。然而，早期宫颈癌的淋巴结转移率仅有10%～27%，因此大部分的早期患者实际上接受了不必要的系统性淋巴结清扫术。而20%～50%的宫颈癌患者在系统性淋巴结清扫术后产生下肢水肿、淋巴潴留、免疫功能降低等并发症，严重影响患者术后生活质量。因此前哨淋巴结显影技术逐渐应用于早期宫颈癌患者。

❶ 前哨淋巴结显影怎么做

前哨淋巴结显影技术其实很简单，一般在患者麻醉后，医生会在宫颈肿瘤原发灶周围，即宫颈3、9点或3、6、9、12点方向注射示踪剂，待一定的显影时间后，根据显影技术的不同，由医生肉眼判断或借助特殊的显示仪器寻找定位显影的前哨淋巴结。若一侧没有显影淋巴结时，对该侧行系统性盆腔淋巴结清扫术。当然无论有无显影，任何肿大、可疑转移的淋巴结都应切除；切除下来的前哨淋巴结也会由病理医生进行更加细致的超分期检测，以确定有无肿瘤转移。

❷ 哪些人可以做前哨淋巴结显影

目前研究发现肿瘤分期及大小对前哨淋巴结检测的准确性有重要的影响，当局部肿瘤直径＞2 cm时，前哨淋巴结检测的假阴性率明显增加。放化疗可能致局部组织纤维化、淋巴管阻塞，影响淋巴引流，因此若术前接受放化疗的患者也是不适合的。目前NCCN宫颈癌指南提出将前哨淋巴结活检作为Ⅰ期宫颈癌患者选择性的手术方式，可用于ⅠB1期及以下患者（直径＜2 cm时检测率和显影效果最佳）。

对于年轻的需要保留生育功能的宫颈癌患者，由于这些患者通常处于早期，根据传统手术方式，若接受盆腔淋巴结清扫，术后并发症发生率较高，且大范围手术后组织粘连对自然受孕率也会产生较大影响。因此，对于这些患者，前哨淋巴结显影技术也是可行的。

 小黑板

前哨淋巴结，顾名思义是"哨兵"，是肿瘤细胞循着淋巴管转移过程中最先到达的淋巴结。前哨淋巴结活检术可以避免不必要的系统性淋巴结清扫术带来的各种并发症，目前数据表明，在符合适应证的早期宫颈癌患者中是安全可靠的。

1. 是否所有宫颈癌患者都适合前哨淋巴结活检？

    A. 是   B. 否

2. 如果前哨淋巴结没有转移，是否还需要进行盆腔淋巴结清扫？

    A. 是   B. 否

（华克勤）

答案：1. B；2. B

"低级别"病变，治还是不治

28岁的小李未婚未育，因反复外阴瘙痒、白带异常，行HPV检查发现HPV18阳性；细胞学检查示：低级别鳞状上皮内病变；阴道镜检查引导下活检病理提示"宫颈低级别鳞状上皮内病变，宫颈管腺体组织"。

小李非常困惑：这"低级别"到底是好还是坏？要马上治疗吗？

宫颈高级别鳞状上皮内病变（HSIL）属于癌前病变，也就是说目前还不是癌，但如果进展下去就是宫颈癌了。有1/3～1/2幸运的人能够自行转归。但大部分的"浪子"还是不会回头的，要么维持癌前病变的现状，要么进展为癌，而且当"浪子"的时间越长，进展为癌的风险就越高。

因此，对于HSIL不能姑息，否则后患无穷。治疗原则一般是建议宫颈锥切术。当然，也有例外，如果患者未曾生育，且转化区为1型，还可以做激光治疗。

至于宫颈低级别鳞状上皮内病变（LSIL），它不是癌前病变，而是良性病变。往往代表着机体处于 HPV 感染急性期，当然这种急性期也可能持续了好一阵子。临床上，国内医生的处理往往是告知患者随访或者物理治疗（比如激光）。

1 随访或治疗，怎么选

面临这两种选择，患者往往很纠结，究竟该怎么选呢？

研究表明，50％～60％的 LSIL 患者在为期 1 年的随访中可以自行转归，20％～30％维持 LSIL，10％左右的患者进展为 HSIL，也就是癌前病变。因此，对 LSIL 持续 2 年以上患者可予治疗，因为这部分患者自然转归的可能性小。

建议：人生就是选择，不要怕，只要医生敢让你选，就一定是可以选，没有对与错，只有好与更好。既然有 50％以上自然转归的可能，可以给自己至少一次随访的机会。如果随访 2 年下来始终没有自然转归，再选择治疗也来得及。只要按时随访，即使进展为 HSIL，也能得到及时处理。

2 治疗和治愈

很多患者会问：我这次 LSIL 做了激光治疗，就能治愈吗？

我们的回答是：如果你拿着一张 LSIL 的报告，只能证明此刻是 LSIL，但不知道 LSIL 了多久。并且，治疗并不能保证治愈，虽然很多患者病变消失，甚至 HPV 清除，但是仍然有再次感染 HPV 的风险，因此仍然有再次患 LSIL 的风险。

建议：每天开开心心、好好运动、好好休息、不抽烟，因为这些都有助于增强抵抗力，而抵抗力是清除 HPV 的关键因素，还有一点很重要，同房全程使用安全套，不为避孕，是为了隔离病毒，避免交叉感染，增加机体清除病毒的机会。此外，对于已经 HPV 感染的女性依然建议接种 HPV 疫苗，HPV 疫苗是预防性疫苗，虽然不能治疗已有的病变，但依然可以对未感染的疫苗相关型别 HPV 起到预防作用。

小黑板

　　发现低级别病变不要害怕,医生说可以随访就随访。高级别病变往往不能姑息,医生建议宫颈锥切就尽快锥切。每个患者的情况不同,能否行宫颈锥切术及是否需进一步手术,需医生全面评估,所以在宫颈锥切病理结果出来之后一定要到医院请医生看报告。

 题目自测

1. 宫颈高级别上皮内病变是宫颈癌吗?

　　A. 是　　　　　　　　B. 不是

2. 宫颈低级别病变必须马上干预吗?

　　A. 必须　　　　　　　B. 不必,可以定期复查

（丛 青）

答案: 1. B;2. B

爱的第二站:

珍视卵巢

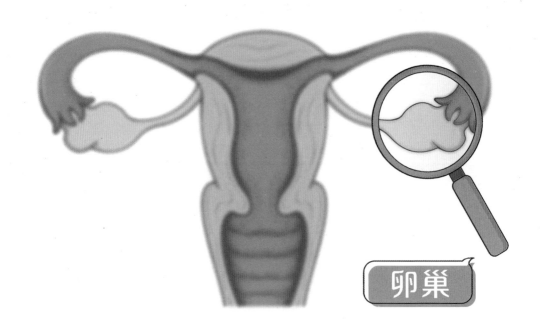

卵巢

卵巢是女性的"青春宝"，不管是恶性还是良性病变，都要及时发现哦！

巧克力囊肿

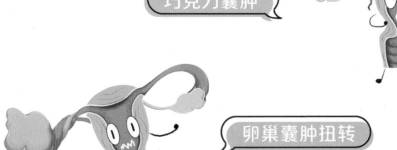

卵巢囊肿扭转

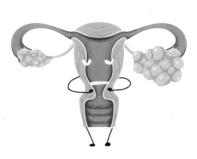

卵巢癌

为什么说卵巢是女性的"青春宝"

卵巢主要分泌雌激素和孕激素,也分泌少量的雄激素。雌、孕激素主要维持女性正常生殖系统以及第二性征的发育,让女人有"女人味"。除此之外,还作用于非生殖系统(皮肤及其附属物、骨骼、心血管系统、中枢神经系统和肝脏),掌管着女性一生的"青春"。

女性青春期以前,卵巢表面光滑;青春期启动后卵巢逐渐开始规律排卵,卵巢表面逐渐凹凸不平,分泌功能旺盛,此阶段的女性皮肤光滑、有弹性,充满着年轻的活力。35 岁后卵巢分泌功能开始自然出现减退,在面对"老去"的事实后,经历了绝经过渡期,卵巢开始逐渐萎缩,变硬变小,分泌功能消退直至绝经。

近年来,卵巢分泌功能异常导致的疾病发病率越来越高,不仅危害女性的健康,而且影响到了女性的生活质量。哪个女性不爱美? 但是只有越健康才能越美丽。

那不同时期的卵巢功能改变会带来什么影响呢?

一、青年期"调皮"的卵巢

青年期卵巢功能障碍常会引起多囊卵巢综合征(PCOS)、高泌乳素血症、高雄激素血症以及异常子宫出血,其中 $50\% \sim 70\%$ 的 PCOS 患者存在胰岛素抵抗,从而引起不同程度的肥胖、血脂代谢异常,甚至糖尿病、心血管疾病、代谢综合征以及不孕。远期而言,PCOS 患者也是子宫内膜癌的高危人群。

建议：养成良好的生活习惯（规律的适当运动、科学的健康饮食、自律的生活起居），发现异常及早就医，积极调整月经周期。PCOS患者要终身管理，避免近期并发症及远期不良风险。

二、中年期"疲惫"的卵巢

随着女性年龄的增长，卵巢储备逐渐下降，生育能力也随之降低，可以表现为卵巢功能不全、早衰，从而引起异常子宫出血、闭经、不孕，伴随出现的更年期样生理和心理变化以及因性激素缺乏而引起的神经、代谢、心血管系统、性功能下降及骨质疏松等症状。还有不同程度体形的改变：易胖、小腹臃肿、臀部下坠、腰间赘肉增多等，都会严重影响女性正常生活及工作。

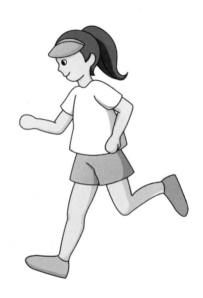

建议：积极的心态面对，管住嘴、迈开腿，减少摄入高脂、高能量食物，多摄入含钙丰富、低糖、粗纤维食物。卵巢衰退虽不可逆，但必要时积极配合药物治疗可以改善相关症状，调整月经周期。

三、老年期"衰退"的卵巢

我国女性平均自然绝经年龄为 49 岁，绝经过渡期，也就是大家口中的更年期，维持约 4 年。45～55 岁可谓女性的"多事之秋"，不仅以往规律的月经周期被打乱，还会伴有不同程度的异常子宫出血，与此同时，血管舒缩症状、精神神经症状（抑郁、焦虑、烦躁、易怒等）、睡眠障碍、性功能障碍，多系统（泌尿生殖系统、神经内分泌系统、心血管系统、骨骼系统、皮肤、免疫系统、消化系统等）相关症状不同程度显现，给这一时期的女性造成了极大的困扰。

建议：学会舒缓压力，保持愉快心情，可以通过倾诉等积极方式调整自己的情绪，逐渐养成自律的生活方式（良好的饮食、运动、排尿、排便习惯）。合理饮食管理（常喝牛奶，多食鱼、虾、大豆等食物，多摄入低糖、粗纤维食物），严重的更年期症状排除禁忌证后可采取绝经激素治疗。

 小黑板

让卵巢保持青春活力的"三件宝"：

1. 保持好心情：这是老生常谈了，强烈的情绪波动、巨大的精神刺激、长期不良情绪可能导致中枢神经系统改变，从而影响下丘脑-垂体-卵巢轴，出现月经失调。

2. 少熬夜：长期熬夜，打乱生物钟，同样不利于卵巢功能的调节。有研究发现，紊乱的生物节律会使实验小鼠丧失排卵前激素峰，从而失去排卵功能；当人为敲除生物钟基因，就会引起小鼠发情周期紊乱、排卵障碍甚至不孕。

3. 不过度追求"骨感"：如果一味追求骨感，长期摄入不足，也会影响到下丘脑分泌激素。

健康科学的生活方式，其实就是卵巢功能最好的调控方式，也是女性青春的法宝。

1. 卵巢分泌功能异常仅仅影响女性月经吗？

    A. 是   B. 不是

2. 一般而言,卵巢生殖内分泌功能适合的检查时间是：

    A. 任何时间

    B. 月经期第二至五天

    C. 月经干净后第二到五天

作者介绍

    原　峰　复旦大学附属妇产科医院高年资主治医师,硕士研究生,从事妇产科临床工作十余年。

    专业擅长：妇产科内分泌疾病,包括围绝经期综合征及卵巢功能不全、PCOS、不孕不育等的诊治；盆底功能障碍相关疾病,包括尿失禁、产后盆底功能障碍的非手术治疗；子宫内膜异位症、慢性盆腔痛及复杂性阴道炎的临床药物治疗。

答案： 1. B；2. B

发现"沉默的杀手"卵巢癌

前不久，我收治了一位早期卵巢癌患者，是位五十几岁的阿姨，其母亲是一位乳腺癌患者。阿姨已经绝经三年了，体态圆润。她是因为最近一周自己总是觉得腹胀、便秘，去了消化科看了一圈，也没啥问题。到妇科门诊看看，竟发现了卵巢癌。

卵巢癌，妇科恶性肿瘤死亡率中的"NO. 1"，70%发现时都是中晚期，我国每年有2.5万女性死于卵巢癌。那么，这个"沉默的杀手"能早点发现吗？

一、你是高危人群吗

以下人群有卵巢癌高危因素，要提高警惕。

① 有家族史

这个家族史不单单包括卵巢癌史，而是如果有近亲患卵巢癌、乳腺癌或结肠癌，女性患卵巢癌的概率都会升高。研究表明，遗传基因

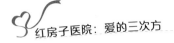

的改变占卵巢癌的 20%～30%，最常见的是 *BRCA1* 和 *BRCA2* 基因突变。

② 绝经后

卵巢癌另一大的危险因素是年龄，它最有可能发生在女性绝经期之后。绝经后使用激素治疗可能会增加患病风险。但近年来年轻患者人数有上升。

③ 肥胖

脂肪真是走到哪都会被嫌弃的主儿。肥胖女性患卵巢癌的风险增加，另外，与非肥胖女性相比，肥胖女性的卵巢癌死亡率也更高。

④ 初潮早、绝经晚，未婚未育、不哺乳

此类女性卵巢排卵次数往往明显高于其他女性，卵巢多次排卵可能导致卵巢上皮增殖异常，甚至恶变。

建议：高危人群每年常规妇科体检，尤其要关注卵巢健康。如果有明确的家族史，应该密切随访，必要的时候做基因检测。控制体重。鼓励生育及产后母乳喂养。

二、你经常有这些症状吗

卵巢很小，每个都只有杏那么大，而且在盆腔深处。在早期阶段，卵巢癌可能不会引起明显的症状。即使随着疾病的发展，症状也不明显。但我们仍可以通过细心观察，寻摸到"蛛丝马迹"。

1. 腹胀或压迫感。

2. 腹部或骨盆的疼痛。

3. 进食困难或吃饭时很快有饱腹感，便秘。

4. 尿急或尿频。

建议：这些症状也可能是由许多非癌症的情况引起，但如果它们

持续出现超过几周,就应该引起重视,及时就诊筛查。

三、怎样判断有没有卵巢癌

① 关于筛查

其实很遗憾,如果女性没有症状,是没有简单可靠的方法来检测卵巢癌的。在常规妇科检查中有两种方法可以粗略筛查卵巢癌:血液肿瘤标记物检测(如 CA125、HE4)和盆腔超声检查。

但必须明确,CA125 升高也不用太焦虑,因为这不一定代表就是卵巢癌,也可能是其他良性卵巢疾病。即使是卵巢癌,CA125 也不一定升高。任何单单以 CA125 升高来判定卵巢癌的,都是不科学的!

② 关于确诊

超声或 CT 等影像学检查可发现卵巢肿块,但不能确定肿块是否为癌症。结合临床医生的经验判断,如果怀疑有癌症,接下来通常是手术切除可疑肿块,并做病理切片,以明确诊断。

四、如何降低卵巢癌风险

① 怀孕

生育过孩子的女性比从未生育过的女性患卵巢癌的可能性低,这种患病风险可能随着怀孕次数的增加而降低,另外,母乳喂养可能提供额外的保护。

② 低脂饮食

虽然没有明确的饮食可以预防卵巢癌,但有证据表明,坚持低脂肪饮食至少 4 年的女性患卵巢癌的可能性更小。另外,有研究认为,

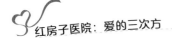
卵巢癌在平时喜欢吃大量蔬菜的女性中也不那么常见，但还需要更多的研究支持。

③ 口服短效避孕药

卵巢癌在服用避孕药的女性中也不常见。服用避孕药至少5年的女性患病风险只有从未服用避孕药的女性的一半。和怀孕一样，避孕药也能抑制排卵，研究人员认为减少排卵可能可以预防卵巢癌。但是用药前，一定要先咨询医生，排除禁忌证，才能应用。

④ 预防性卵巢切除

对于有基因突变的女性来说，输卵管切除、卵巢切除是降低卵巢癌风险的一种选择。

 小黑板

尽管卵巢癌很难早期发现，但是定期妇科体检，尤其是高危人群的筛查，往往能发现蛛丝马迹。必要时，可行盆腔磁共振等影像学检查进一步帮助诊断。

---

1. 卵巢癌最常见于哪类女性？

    A. 绝经前女性   B. 绝经后女性

2. 卵巢癌的高危因素有什么？

    A. 年龄   B. 卵巢癌、乳腺癌家族史

    C. 未婚未育   D. 以上都是

作者介绍

孙　红　复旦大学附属妇产科医院妇科部副部长、主任医师,教授,博士研究生导师。

专业擅长:妇科各种常见疾病和疑难杂症的诊治以及妇科恶性肿瘤的手术治疗以及化疗。

郑　亚　医学博士,复旦大学附属妇产科医院住院医师。主要研究方向为卵巢癌等妇科肿瘤。

答案:1. B;2. D

妇科肿瘤会遗传吗

30多岁的小美陪着她患有卵巢癌的姐姐化疗多次，医生查房时意外得知两人的母亲在她们很小的时候就因乳腺癌去世了。医生为姐姐做了基因检测，发现具有乳腺癌/卵巢癌易感基因突变。医生曾多次提醒小美也应该去验证一下这个基因，理论上她也有一半的得病概率，但每次她都只是笑笑，总觉得自己不会那么倒霉。

后来碰到疫情，小美有些腹胀，也没有在意。疫情稳定后，她去消化科一查，才发现已经有一肚子的腹水，肚子里的瘤已经长到了直径十几厘米，又是晚期卵巢癌！

一、妇科肿瘤真的会遗传吗

会！但不是全部。

10%～20%的妇科肿瘤与遗传因素有关。常见的遗传性妇科肿瘤包括：遗传性乳腺癌/卵巢癌综合征、林奇综合征中的子宫内膜癌等。就卵巢癌而言，母亲或姐妹得过卵巢癌或者乳腺癌的，其发病率为正常人的 2～4 倍；但遗传有 *BRCA1* 基因突变时，终身患乳腺癌风险可达 87％，患卵巢癌的风险为 44％。

以妇科典型的遗传性乳腺癌/卵巢癌综合征为例，导致该综合征通常是患者携带可遗传的 *BRCA1* 或 *BRCA2* 基因突变。携带该基因突变的家族成员有一半的概率将这种突变遗传给后代，而且就算携带者的伴侣是健康的也无济于事，这种突变引起的肿瘤易感效果会"盖过"另一半正常基因的效果。而被遗传的后代又有一半的可能把突变基因遗传给下一代，以此类推。如果子代中的女性获得了该基因，那么患乳腺癌、卵巢癌的概率将会明显上升。

二、是儿子，就没有风险了吗

不是哦！

首先，就算生儿子，肿瘤易感基因也不一定会从家族中销声匿迹。如果男性从母亲那里获得了易感基因，还是有一半的机会传给女儿。

其次，男性就算没有女性生殖系统，不会得妇科肿瘤，但是肿瘤易感基因仍然会对他们的健康产生影响，当男性携带 *BRCA* 基因突变，仍会造成患前列腺癌、胰腺癌和男性乳腺癌概率升高。

如果提早发现了自己是 *BRCA* 基因突变携带男性，他们就能按医生建议，比普通男性进行更为频繁、精细的体检，包括血液肿瘤标志物筛查、乳腺钼靶及 B 超、前列腺磁共振、胰腺磁共振等检查，从而有可能发现癌症发生的早期征象，在病情刚有苗头时就能采取措施，而不是等到病情发展、为时已晚才追悔莫及。

所以，我们仍然建议卵巢癌患者进行基因筛查（不仅仅限于 *BRCA* 基因），如果确定患者携带有可遗传的致病突变（通过血液鉴定，而非肿瘤组织），其子女无论男女也应进行检查。

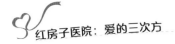
三、有什么办法预测，并且不遗传给后代吗

除了典型的遗传性乳腺癌/卵巢癌综合征，还有如林奇综合征等疾病也通过遗传威胁着后代的健康。所以，上皮性卵巢癌、乳腺癌、子宫内膜癌患者具备以下情况之一，都建议进行遗传咨询：①较年轻患者(通常小于 50 岁)；②有肿瘤家族史的患者；③多发性或双侧性肿瘤患者。

通过基因检测和遗传咨询，可以实现以下目的：

1. 对肿瘤患者，实现精准治疗，筛选靶向药适用人群、预测化疗药物的敏感性、预测肿瘤治疗后的复发风险等。

2. 对于患者亲属，检测相关肿瘤易感基因，可以进行风险预警和提示，制定个性化遗传性肿瘤监测、管理及预防策略(如女性子代在完成生育后进行双附件切除术)，降低肿瘤发生的风险。

3. 在其子女生育时，还可以通过可行基因选择的试管婴儿技术，真正将肿瘤易感基因"围追堵截"，使它再也不能困扰后代。

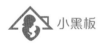小黑板

遗传性肿瘤可防、可治。

确定携带有可遗传致病基因的妇科肿瘤患者，其子女都应该进行检查。

做好遗传咨询，遗传性肿瘤可不遗传。

1. 携带有 *BRCA* 突变基因,就一定会患乳腺癌或卵巢癌吗?

    A. 是   B. 不是

2. 什么样的人需要进行遗传咨询?(多选题)

    A. 较年轻患者(通常小于 50 岁)

    B. 有肿瘤家族史的患者

    C. 多发性或双侧性肿瘤患者

作者介绍

    康 玉 复旦大学附属妇产科医院博士生导师、主任医师。

    专业擅长:常见妇科良恶性疾病的诊治,专注于通过基因检测、功能性诊断等方法,指导卵巢癌复发患者的个体化精准用药及临床试验;重点关注妇科肿瘤遗传咨询和卵巢癌预防及家庭阻断、罕见病理类型妇科肿瘤的靶向用药及机制研究。

答案:1. B;2. A、B、C

良性的卵巢囊肿怎么也会癌变

王女士 40 岁时，单位体检查出来患有卵巢巧克力囊肿（巧囊），直径 4 cm 大小，肿瘤标志物正常，所以王女士遵循医嘱定期复查 B 超和肿瘤标志物。四年过去了，王女士的囊肿没有长大，也没有恶变，于是她就放松了警惕。第五年单位体检时，发现囊肿竟然长到了直径 8 cm，等待她的结果是卵巢癌。王女士后悔不已，如果能密切监测，也许就可以早点发现快速增长的趋势；及时手术，或许就不至于恶变。

同样是卵巢巧克力囊肿，35 岁的玲玲已经患病 7 年了，从最初的直径 3 cm 到如今，囊肿一直没有变大，而她的二宝也已经 3 岁了，只需定期随访。

65 岁的汪阿姨，绝经 15 年了，5 年前发现了卵巢囊肿，大约 2 cm，尽管不大，但医生却建议她手术。

为什么同样是卵巢囊肿，结局会这么大不相同呢？

卵巢囊肿有生理性的，也有非生理性的；有良性的，也有恶性的。在卵泡形成期或者怀孕期，都可能出现生理性的囊肿。而非生理性的卵巢囊肿有良性的巧克力囊肿、囊性成熟性畸胎瘤，恶性的有卵巢癌。所以，如果查出来卵巢囊肿，先不要着急，一般要先在下一次月经来潮的第5～7天做个复查，来诊断是生理性的还是非生理性的。

一、良性卵巢囊肿到底要不要紧

尽管概率小，良性的巧克力囊肿也有恶变的可能性。所以查出卵巢囊肿后，即使囊肿不大、肿瘤标志物正常，也要定期复查。如果进行了手术，也有复发的可能性，需要在医生指导下继续药物治疗。

年轻的女性如果确诊为卵巢囊肿，有条件的情况下可以尽早生育。而绝经后的女性，发生卵巢囊肿后更要警惕，需要更积极地手术治疗。

二、CA125升高就是卵巢癌吗

卵巢囊肿发生癌变的概率很低，但是随着年龄的增加癌变的概率会增加。在常规妇科检查中有两种方法可以粗略筛查卵巢癌：血液肿瘤标记物检测（如CA125、HE4）和盆腔超声检查。但必须明确的是，CA125升高不一定代表就是卵巢癌，也可能是其他良性卵巢疾病。即使是卵巢癌，CA125也不一定升高。所以不用看见体检单上的"CA125升高"就胆战心惊。

超声或CT等影像学检查可发现卵巢肿块，但不能确定肿块是否为癌症。结合临床医生的经验判断，如果怀疑有癌症，接下来通常是手术切除可疑肿块，并做病理切片，以明确诊断。

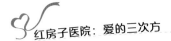

三、什么情况提示可能癌变

如果发生以下情况考虑有可能发生癌变，需要尽快就医手术治疗：

1. 持续存在 3～6 个月，直径大于 4 cm 的卵巢囊肿；

2. 肿瘤标志物远远超出标准值，无论囊肿大小，均建议尽快手术；

3. 卵巢囊肿内见实质样或乳头样结构；

4. 短期内卵巢囊肿增长较快；

5. 绝经后出现的卵巢囊肿。

卵巢癌的早期几乎没有特异性症状，腹胀、腹部或者骨盆疼痛、进食困难、一吃就饱、尿急尿频，这些症状也极易与其他疾病混淆而被忽略。如果以上症状持续出现几周，要引起警觉。

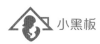 小黑板

　　总的来说，卵巢囊肿恶变的概率比较低。对于没有手术指征、直径小于 4 cm、肿瘤标志物正常的卵巢囊肿，可暂不手术。每3～4 个月随访 B 超，每半年随访一次肿瘤标志物。

题目自测

1. CA125 升高，是卵巢癌吗？

　　A. 是　　　　　　　B. 不是　　　　　　C. 不一定

2. 卵巢巧克力囊肿可能恶变吗？

　　A. 不可能　　　　　　B. 可能

（孙 红）

答案：1. C；2. B

卵巢囊肿，怎么判断良性还是恶性

20 岁出头的小陈正在读大学，经常熬夜，饮食不规律，月经来得非常不规律，有时候一个月，有时候三个月来一次。小陈因为月经不调，来医院检查，做妇科超声提示右侧卵巢见直径 7 cm 大小囊肿。小陈没有性生活，未婚未育，突然查出来这么大的囊肿，她紧张不已，问医生："我这囊肿是良性的还是恶性的？"

卵巢对于女性来说是一个非常重要的生殖器官，卵巢上长了囊肿，对女性的危害可不小，可以引起女性不孕，甚至可能威胁到生命。在临床上，一般而言，只要卵巢超过正常体积，就应该考虑是否为卵巢囊肿。

卵巢囊肿在临床上并不少见，而且类型很多，不过，并非每一种都那么可怕。卵巢囊肿和卵巢肿瘤是完全不同的概念。卵巢囊肿涵盖的范围更广，卵巢肿瘤是其中的一个类型。

卵巢囊肿有生理性的，也有非生理性的；有良性的，也有恶性的。

那女性朋友们应该怎么来初步判断自己的卵巢囊肿要不要紧，是

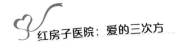

否需要积极治疗,是否需要手术治疗呢?

一、不用担心的"生理性囊肿"

育龄期女性每个月都会有排卵,卵泡发育了,就会使卵巢超过正常的体积,就认为是卵巢囊肿。这样的生理性囊肿不需要用药,在一个生理周期过后,它就会慢慢消失。

所以,第一次发现卵巢囊肿的年轻女性不用太过焦虑,先在下一次月经来潮的第四、第五天做个复查再说。此时,新的卵泡还没有形成,正是较能代表卵巢生理状态的时期。若此时囊肿消失了,那么就说明之前发现的卵巢囊肿是一类生理性的囊肿,不需要进行任何治疗,大可放心。

但若在月经来潮的第四、第五天复查发现囊肿还在,那么就很有可能是非生理性的囊肿,需要进一步排查。

温馨提醒: 复查一定要在月经来潮的第四、第五天! 而不是月经排干净后的第四、第五天哦!

二、类型多多的"非生理性囊肿"

非生理性囊肿又有很多分类,有非肿瘤性质的,又有肿瘤性质的。

❶ 非肿瘤性质

非肿瘤性质的囊肿较具代表意义的是巧克力囊肿,从医学上说,就是子宫内膜异位症。由于异位的子宫内膜附着在卵巢上,月经来潮后它也会出血,出血后就和周围组织粘连,从而形成巧克力囊肿,是一类良性病变。

还有一类非肿瘤性囊肿是炎症引起的,炎症会把卵巢和输卵管粘在一起，从而形成卵巢输卵管囊肿，因此有妇科炎症的要及时治疗。

② 肿瘤性质

肿瘤性质的卵巢囊肿，也就是卵巢肿瘤，有良恶性之分，也有在两者之间交界性的，是一个慢慢逐渐形成的过程。

（1）卵巢良性肿瘤

良性肿瘤中比较有特征性的是畸胎瘤，听上去很可怕，但其实是良性的。卵巢畸胎瘤有没有恶变的可能？有，但是概率非常低。不过，即便如此，只要发现畸胎瘤，不管什么性质，都建议手术。

因为，畸胎瘤易导致卵巢蒂扭转，这是一类妇科急诊，若扭转时间长了，那么卵巢会坏死，就不能保留卵巢，必须手术切除了。对于还有生育要求的女性来说，等于生育能力下降了一半。所以，虽然绝大部分畸胎瘤是良性的，但还是建议尽早手术。

（2）卵巢恶性肿瘤

就卵巢恶性肿瘤而言，往往恶性程度非常之高，且起病极其隐匿，所以，在发现卵巢持续增大的时候，首先要排除是不是卵巢的恶性肿瘤。目前对于 5 厘米以上的卵巢囊肿，在排除了生理性的囊肿之后，需要进一步明确诊断。

三、绝经了是不是就不会得卵巢囊肿了

不是！相反，老年女性尤其需要当心。

卵巢肿瘤患者的年龄分布还是比较广的，从年轻女性到老年女性都会发生。很多绝经后妇女认为，绝经以后就不会再发生卵巢囊肿了，也就不再继续体检。然而实际上并非如此。如果是绝经后妇女发现卵巢囊肿，更要高度警惕，因为此时期已经不存在生理性囊肿了，所以有可能提示的就是卵巢肿瘤，所以一定要重视每年体检。

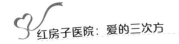 小黑板

卵巢囊肿有生理性和非生理性之分，需要复查明确。如存在卵巢肿瘤，尤其是恶性肿瘤，往往来得"悄无声息"，定期检查很重要。

最好的方法就是定期去医院进行体检，及早发现苗头，早治疗，提高治愈率。

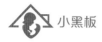 题目自测

1. 绝经后妇女是不是就不会得卵巢肿瘤了？

　　A. 是　　　　　　　　B. 不是

2. 如果发现卵巢生理性囊肿可能，什么时候复查超声最合适？

　　A. 月经第四、第五天

　　B. 月经后四五天

　　C. 月经前四五天

作者介绍

朱芝玲　复旦大学附属妇产科医院中西医结合妇科主任、主任医师、博士生导师。

专业擅长：各类妇科良恶性疾病诊治，包括妇科恶性肿瘤（宫颈癌、子宫内膜癌、卵巢癌）、子宫内膜异位症、子宫肌瘤、卵巢良性肿瘤、子宫剖宫产切口憩室等，擅长妇科各种良恶性肿瘤、子宫脱垂疾病等的微创手术治疗。

答案：1. B；2. A

这么年轻得了妇科肿瘤，卵巢能保住吗

倩倩才 15 岁，但她已经在过去很长一段时间里头晕、无力，月经也总像打开了的水龙头，怎么也停不下来。通过子宫内膜病理活检发现，竟是子宫内膜癌缠上了她。倩倩和她的母亲得知这个消息，不免痛哭。一来如果不治疗，倩倩年轻的生命可能就要终止，二来是治疗可能会同时切除倩倩的子宫和双侧附件，倩倩将永远失去生育功能。

近年来，妇科恶性肿瘤越来越年轻化，15％～20％的妇科肿瘤患者处于育龄期。随着诊疗水平的提高，肿瘤患者治愈率得到显著提升，越来越多的患者希望提升生活质量和完成生育。但是经历治疗，她们的卵巢功能受到不同程度的损害，随之而来的是内分泌功能下降、不孕……

对于手术来说，妇科恶性肿瘤的手术对象就是女性生殖器官，切除病灶的同时，需要部分甚至全部切除相应器官，必然造成生殖功能的损伤。

其次，不少患者需要进一步化疗或者放疗。化疗药物依据其类

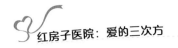

型、用量，对卵巢功能具有不同程度毒性作用。卵巢对放疗很敏感，本不富裕的卵泡池往往因此受到破坏，卵泡数目进一步减少，卵巢功能过早衰竭。虽然子宫对放疗的敏感性没有那么高，但肌层和血管仍会因此变性，影响子宫容积、肌层弹性和内膜厚度，不孕、流产、早产的风险也就必然大大增加了。

但是有赖于现代医学技术，目前保留生育的手术、保护卵巢功能的药物治疗和冷冻保存技术，让很多年轻妇科肿瘤患者依然能够有机会做妈妈。

一、手术保育

通过手术切除肿瘤组织，但保留生殖器官，将来有可能实现生育。像宫颈癌、子宫内膜癌、卵巢癌等，符合相关指征的患者都有可能实现手术切除肿瘤并保留生育能力。同时，为了避免放疗对卵巢功能的损伤，手术同时可以行双侧卵巢移位，把卵巢移位到放射范围之外。

30 岁的晓菲就是个很好的例子。她已婚未育，因同房出血 2 个月就诊，确诊为宫颈鳞癌，可她和家人都太想要一个孩子了。考虑到晓菲的病灶较小、没有淋巴结转移、经严格评估和讨论符合保留生育的要求。我们团队为她进行了保留生育功能的广泛子宫颈切除手术，切除了病变的子宫颈，保留了子宫体。晓菲术后严密随访，一切正常，一年后她就可以正常怀孕了。

需要强调的是，符合保育治疗指征的患者一定是基于严格的评估，符合指南推荐，并进行严密随访的。

二、药物保护卵巢功能

这方面报道比较多的，是促性腺激素释放激素激动剂（GnRH -

a）。理论上，注射 GnRH－a 后 2 周左右会出现垂体抑制，进而卵泡生长与排卵都会被抑制。一般情况下，我们选择化疗前 2 周左右开始注射药物，尽可能减少卵泡被化疗药物破坏。但是关于这个方法，国内外仍存在争议。

三、冷冻保存技术

第三种方式，就是大家一直比较好奇的"冻存"，冻存的对象可以是胚胎、卵母细胞和卵巢组织。选择哪种方式，并没有那么简单，需要结合患者具体病情、婚姻状态、生育需求综合考虑。

① 胚胎冷冻

应用促排卵药物，卵泡成熟后取卵，体外受精，形成胚胎，进行冻存。

适宜人群：已婚，可安全将肿瘤治疗推迟至促排取卵后的患者。

优点：①是目前最成熟的生育力保存方案；②囊胚染色体结构稳定，不易被冷冻保护剂损伤；③较高复苏率、妊娠率、活产率。

缺点：青春期、急需治疗的恶性肿瘤患者、激素敏感的肿瘤患者不适宜。

② 卵母细胞冷冻

就是俗称的"冻卵"，包括成熟卵母细胞冻存、未成熟卵母细胞体外培养成熟后冻存，我们国家尚未批准因社会因素进行卵子冷冻保存。

适宜人群：无法进行胚胎冷冻的患者。

优点：无需接受手术、损伤小，可以多次进行。

缺点：对激素敏感的肿瘤患者，促排卵过程有一定风险，复苏率、妊娠率需进一步提高。

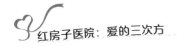
③ 卵巢组织冻存

国外已有多家中心报道通过卵巢组织冻存——自体移植获得了活产。目前,该冻存方法是青春期前儿童或需紧急接受肿瘤治疗患者唯一可选择的。

适宜人群:青春期前女性,肿瘤治疗不能延迟的患者。

优点:①无需促排,不延误肿瘤治疗;②自体移植后可能同时恢复内分泌及生育功能。

缺点:卵巢组织移植回体内,如携带肿瘤可能发生肿瘤复发、转移。移植存活率及功能恢复情况尚须更多数据积累。

 小黑板

年轻的妇科恶性肿瘤患者,依然有做妈妈的机会。

目前的生育力保存方式主要有三种:手术保育,药物保护卵巢功能和冷冻保存技术。但无论是哪种方案都需要经过严格筛选和全面评估。

肿瘤患者生育力保存的方式有哪些?(多选题)

A. 手术保育

B. 药物保护卵巢功能

C. 冷冻保存技术

作者介绍

张 英 复旦大学附属妇产科医院妇科肿瘤科，党办副主任、主任医师、硕士生导师。

专业擅长：妇科良恶性肿瘤、妇科生殖内分泌疾病的诊疗和生育力保护。

邱书银 复旦大学附属妇产科医院住院医师。

专业擅长：排卵障碍性疾病的诊治和生育力保护。

答案： A、B、C

靶向治疗 "精准制导" 灭肿瘤

63 岁的徐阿姨，平时在儿子家帮忙带孙子，已经有三四年没好好体检了。最近几个月她总是状态不好，乏力，消瘦，感觉肚子越来越大了。最初她以为是胖了，可是邻居都说她脸颊瘦了，让她到医院检查检查。一查不得了：盆腹腔多处可疑肿块，卵巢癌可能！

28 岁的小刘，喜欢吃烧烤，尽情吃烧烤 1 年后感觉脸色发黄，食欲差，到医院一查，肝脏上发现肿瘤，穿刺提示腺癌。待全身检查出来后一看，盆腔两侧卵巢上各长一枚肿块。遂手术，术后证明是卵巢来源的混合型卵巢腺癌。

从这两个故事中看出什么来没？对了，卵巢癌起病隐匿，不易发现，因此，大多数发现是已属晚期。也就是说，卵巢癌很凶险。

不过，魔高一尺，道高一丈，科学家在不断研究新方法去攻克它们。靶向治疗就是当今崭露头角的治疗新技术。

一、"生物导弹"靶向治疗

靶向治疗，是指在细胞分子水平上，针对已经明确的致癌位点的治疗方式（该位点可以是肿瘤细胞内部的一个蛋白分子，也可以是一个基因片段），可设计相应的治疗药物，药物进入体内会特异地选择致癌位点来相结合发生作用，使肿瘤细胞特异性死亡或抑制其增殖，而尽量减少杀伤肿瘤周围的正常组织细胞，所以分子靶向治疗又被称为"生物导弹"。

随着对肿瘤的认识不断加深，人们在许多肿瘤上都发现了关键的致病位点，如卵巢癌中的 *BRCA* 基因，因此科学家设计出相应的药物，能针对 *BRCA* 发生突变的患者，达到抑制肿瘤细胞增殖，促进凋亡的目的，这就是所谓的靶向治疗。

二、目前常用的靶向药物

在卵巢癌中，靶向治疗药物包括以下这些：

❶ 抗血管生成药

肿瘤组织与正常组织类似，其生长发育也需要血液的供应，并且由于肿瘤细胞快速生长的特性，其血管生成也是大幅度加快，而抗血管生成药就是作用在这个位点。通过抑制肿瘤血管的异常形成，阻断肿瘤赖以生存的血液营养，从而杀死肿瘤细胞。

抗血管生成单抗药物中最典型的就是贝伐单抗，其主要与紫杉醇＋卡铂联合应用于手术后患者的维持治疗或单独用于维持治疗。

❷ PARP 抑制剂

在卵巢癌的基因检测及形成来源中我们发现很多卵巢癌存在同

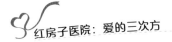

源重组修复基因缺陷(HRD)，特别是高级别浆液性卵巢癌(卵巢癌中最常见的类型)中50%的患者会出现HRD。而同源重组修复通道中主要的基因分子就是 *BRCA1/2*。而 PARP 抑制剂就是针对存在 *BRCA* 突变设计的药物。

目前世界上上市的 PARP 抑制剂有三种：奥拉帕利、尼拉帕尼、卢卡帕利。其中奥拉帕尼于 2018 年 8 月 23 日在内地批准上市，尼拉帕利于 2018 年 10 月在香港地区获批上市。目前，我国医保已覆盖铂敏感复发卵巢癌二线维持治疗及 *BRCA* 突变的一线维持治疗。

③ 免疫调节剂

在正常人体内同样存在着癌变的细胞，但正常情况下可以通过机体的免疫系统(T 细胞)进行清除，但在一些特殊的情况下，肿瘤细胞可以掩盖自身的抗原，逃避机体的免疫反应，从而导致癌症的发生。因此，免疫调节剂就是通过重新激活机体的免疫系统或去除掩盖，帮免疫系统锁定目标，将带有肿瘤特异抗原的 T 细胞导入体内等方式，特异性地用免疫系统来杀死肿瘤细胞。免疫调节剂已经在非小细胞肺癌、膀胱癌等领域进行应用，在卵巢癌的免疫调节剂也逐渐成熟。

三、靶向治疗虽好，但也有局限

从各种各样的临床试验中其实都可以看出，靶向治疗药物相比于传统的化疗药物，疗效都是显著增加的，能明显延长晚期卵巢癌患者的无进展生存期(即治疗后疾病无进展的时间)。

尽管目前卵巢癌的治疗中已经可以使用靶向药物了，但目前临床上应用较少，多是作为卵巢癌复发后的一个治疗，并且通常需要与化疗药物联合使用。同时,靶向药物的适应证较窄、价格高昂、有一定副作用。所以对于卵巢癌,目前的治疗原则是手术为主,化疗、靶向为辅。

由于是新兴事物,靶向治疗现有实践基础,是国际上的高质量临床研究。目前的实验结论还有待更大规模的中国数据。从基因检测及评估、副反应的控制等,还需进一步探索和磨合。

 小黑板

卵巢癌靶向治疗是近年来卵巢癌治疗领域振奋人心的进展,前期的临床研究提示靶向治疗协助化疗在 BRCA 突变或 HRD 阳性的患者中使用,显著推迟了肿瘤的复发。目前在使用环节和目标人群的评估方面,我们目前还需要更多的中国患者数据不断积累,从而更加精准地用于目标人群。

题目自测

1. 卵巢癌的发病特点是:

    A. 易于发现   B. 常常有同房出血

    C. 起病隐匿,不易发现

2. 靶向治疗的适用范围是:

    A. BRCA 突变   B. HRD 阳性   C. 都可以用

3. 目前卵巢癌的治疗原则是:

    A. 靶向治疗

    B. 手术

    C. 手术为主,化疗、靶向治疗为辅

作者介绍

武　欣　复旦大学附属妇产科医院主任医师,硕士生导师。

专业擅长：宫颈癌、内膜癌、卵巢癌的手术及综合治疗,特别是宫颈癌保留生育功能、保留神经精准手术及质子重离子治疗,卵巢癌及内膜癌手术及术后个体化化疗及靶向综合治疗。各型癌前病变及子宫肌瘤、卵巢囊肿的手术治疗。

答案：1. C；2. C；3. C

子宫内膜为什么反复"跑"到卵巢上

　　40岁的王女士前年因为发现左侧卵巢巧克力囊肿,在医院做了腹腔镜下左卵巢囊肿剥除术,术后病理提示:子宫内膜样囊肿。术后给予 GnRH－a 治疗3针。今年王女士例行体检,令她崩溃的是,左边的卵巢再次发现了一个直径4 cm 的囊肿。王女士非常沮丧地来到医院:"医生,我前年刚做了卵巢内膜样囊肿的手术,手术后还打了3针不来月经的针。怎么今年体检又发现卵巢囊肿了啊? 我可怎么办啊,难道还要再开刀吗?"

　　30岁出头的张女士也有着类似的遭遇。她3年前因为不孕,检查发现右卵巢巧克力囊肿,手术后顺利怀孕。可是今年体检,她右边的卵巢也再次发现一个直径3 cm 的卵巢囊肿。她来到医院,非常疑惑地询问医生:"医生,我之前因为不孕查出来巧克力囊肿。术后顺利怀孕了,还特意听医生的话多喂了一段时间奶。可是停了喂奶后不到1年,到医院体检,告诉我又长了'巧囊'。不是说怀孕了、多喂奶,有预防作用吗? 我怎么又长了?"

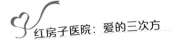
一、异位的内膜，潜在的危险

子宫内膜异位症简称"内异症"，顾名思义，就是内膜组织出现在了子宫腔以外的身体部位。不仅会出现在临近的卵巢、输卵管、肠道、膀胱、输尿管，也会出现在肾、肺、胸膜，甚至大脑和四肢。如果只是到处跑也就算了，子宫内膜异位症最大的问题是，无论是长在哪里的内膜组织，都会伴随月经周期的激素变化，出现剥落出血。所以有人说：子宫内膜异位症是一种像肿瘤一样扩散的"良性癌症"。

目前普遍认为，全球约 10％的育龄期女性存在不同程度的子宫内膜异位症。但让人惊讶的是，这样一种高发的疾病，却经常被忽视，甚至有人从未听说过。不少女性第一次就诊就面临需要手术的困境。

二、经典的经血逆流种植理论

关于内异症的发生的病理生理机制，科学家们已经研究了很多年了，但还没有一个能完美解释它的明确的学说。早期关于内异症的发病机制的假说包括：经血逆流、体腔上皮化生、淋巴和血管播散。经血逆流是指含有活性子宫内膜碎片在月经期通过输卵管逆流进入盆腹腔，种植生长形成病灶，引起相应症状。

研究表明经血逆流与月经周期短及生殖道畸形或梗阻相关，并且内异症动物模型、内膜种植病灶形成，以及剖腹产切口内异症病灶形成均支持这一假说。体腔上皮化生是指腹膜间皮细胞转化为子宫内膜细胞，现已确定为是苗勒氏管发育残迹。淋巴和血管播散被认为是盆腔外内异症的另一起源，是指子宫内膜细胞通过淋巴和血管运行至子宫外。

三、子宫内膜异位症是基因决定的吗

有报道亲姐妹同患内异症，提示内异症可能有家族遗传倾向，有家族史的女性更容易罹患内异症。内异症中已经检测到某些基因的异常表达。近年来的研究表明内异症是一种"表观遗传学疾病"，研究发现赖氨酸特异性脱甲基酶（LSD1）基因和蛋白、EZH2 及其相关的 PRC2 蛋白组在内异症中的表达升高。

基于这一理论，内异症可能通过药物，不改变基因序列但纠正其表观遗传修饰异常来治疗，DNA 甲基化标记物也可用于诊断和判断预后。子宫内膜异位症虽然可能因为基因的变化而发病，但也能因为这些基因靶点而被治疗。

四、反复损伤及修复的子宫内膜异位病灶

还有研究发现，血小板、应激、免疫细胞、细胞因子、铁代谢、神经在内异症的发生发展过程中均起重要作用。活化的血小板在内异症病灶中可能通过转化生长因子（TGF）- β1 的释放，诱导 TGF - β/Smad 信号通路，促进上皮-间质转化（EMT）和成纤维细胞向肌成纤维细胞转化（FMT），诱导平滑肌化生（SMM），最终引起病灶的纤维化。因此提出了子宫内膜异位性疾病的病灶是一种反复损伤及修复的伤口（ReTIAR）假说。

此外，各种慢性应激能激活肾上腺素能信号通路，促进血管生成，最终促进内异症病灶的生长与疾病进展。

小黑板

　　卵巢内膜样囊肿、巧克力囊肿，其实都是一种叫做"子宫内膜异位症"的疾病。子宫内膜异位症会引起痛经、不孕、月经异常、性交疼痛等。它虽然是一种良性疾病，却有着恶性肿瘤般的行为学特征，如浸润、扩散、复发。

题目自测

子宫内膜异位症做了手术就不会复发了吗?

A. 是　　　　　　　　B. 不是

作者介绍

　　丁　鼎　复旦大学附属妇产科医院普通妇科主任医师。

　　专业擅长：妇科常见疾病如内异症、子宫肌瘤、卵巢囊肿、子宫腺肌症以及妇科恶性肿瘤如子宫内膜癌、宫颈癌的诊治及腹腔镜手术治疗。

答案：B

一次同房引发的急救

刚满30岁的张女士在2年前体检时,左卵巢发现了一个直径5cm的卵巢囊肿,医生建议手术治疗。可张女士因为忙于工作一直没有把这件事放在心上,更不要说到医院按时随访了。

两天前,张女士在和老公同房时,突然感觉腹部一阵剧烈疼痛,连起身都困难。张女士的老公吓坏了,赶快拨打"120"将她送往医院。经急诊医生检查及妇科超声发现,原来是张女士的卵巢囊肿发生破裂,必须立刻行急诊手术,术中证实了这一诊断,并进行了腹腔镜下卵巢囊肿剥离、创面止血及腹腔冲洗。

这么惊险!难道有了卵巢囊肿,就不能同房了吗?当然不是!

卵巢囊肿破裂比较少见,好发于育龄期女性,也可见于绝经后女性。约3%的卵巢囊肿会发生破裂。

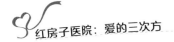
一、卵巢囊肿破裂有哪些诱因

卵巢囊肿破裂分为自发性破裂和外伤性破裂两种。

自发性破裂常因肿瘤发生恶变,肿瘤生长过速且浸润性生长穿破囊壁所致。

外伤性破裂常因腹部受到重击、性交、分娩,妇科检查或穿刺后引起。其中卵泡囊肿或黄体囊肿破裂的危险因素与排卵概率有关,治疗不孕的诱导排卵可导致形成较大的卵泡囊肿,而使囊肿破裂的风险增加。

张女士的情况就属于外伤性破裂,因性交所引起的卵巢囊肿破裂。卵巢囊肿破裂的发生率其实是相对低的。但是有卵巢囊肿的患者,一定要定期来医院密切随访和观察,必要时及时行手术治疗。在手术治疗前,要尽量避免剧烈运动。

二、卵巢囊肿破裂的症状特点是什么

正如张女士所经历的,卵巢囊肿破裂的典型症状是突发的单侧下腹部剧烈疼痛。疼痛的特征通常是局部锐痛,可能在发作后很快加重。往往发作突然,常始于锻炼、性交等剧烈活动时。在出血较多的情况下,可能因腰肌刺激而出现疼痛加剧。

症状的轻重取决于破裂口的大小、流入腹腔囊液的量和性质。比如小的囊肿或者单纯性浆液性囊腺瘤破裂时,这些液体往往并无较大刺激性,仅有轻度腹痛,有时甚至会不易察觉。大的囊肿或畸胎瘤破裂后,产生的脂质溢出液可能引发明显的刺激,往往会造成剧烈腹痛,甚至伴有恶心、呕吐等不适。最严重的是,有时候卵巢囊肿破裂可导致腹腔内出血、腹肌紧张甚至休克。

因此有卵巢囊肿的患者，除了尽量避免剧烈运动外，如果突发一侧下腹痛，一定要及时来医院就诊！

三、囊肿破裂了，一定要手术吗

原则上对于诊断肿瘤破裂的患者应立即手术治疗，术中需要尽量吸净囊液，并行细胞学检查，同时彻底清洗腹腔及盆腔。剥除的卵巢囊肿标本需送病理检查。如果破裂的囊肿有出血，还需及时止血治疗。否则如果出血过多，除了导致严重的贫血外，甚至可能引发休克、危及生命；同时还可能诱发感染，导致发热、白细胞升高和腹痛加剧。对于恶性可能的卵巢囊肿破裂，更需手术治疗，否则无法明确囊肿性质和治疗。

只有在单纯性囊肿破裂，由医生评估后排除持续活动性出血、感染或者恶性可能的情况下，方可暂不手术，门诊观察。但这种情况往往仍遗留有囊肿，因为破裂的囊肿壁可能会重新接合。后续仍需密切随访观察，必要时手术治疗。

 小黑板

约 3% 的卵巢囊肿会发生破裂。典型症状是突发的单侧下腹部剧烈疼痛，可能在发作后很快加重，常始于锻炼、性交等剧烈活动时。

如果发现卵巢囊肿，一定要定期密切随访和观察，必要时及时行手术治疗。平常需要尽量避免剧烈运动。如果突发一侧下腹痛，一定要及时来医院就诊。

题目自测

1. 下列哪些是卵巢囊肿破裂的诱因？（多选题）

    A. 肿瘤恶变，生长过速   B. 腹部重击

    C. 性交   D. 分娩

2. 卵巢囊肿破裂了，可以忍一忍吗？

    A. 可以   B. 不可以

作者介绍

张　宁　复旦大学附属妇产科医院主治医师。擅长妇产科常见疾病尤其是妇科肿瘤、生殖道畸形相关疾病的诊断和治疗。

答案： 1. A、B、C、D；2. B

同房痛，忍忍还是中止呢

夜深人静、两情相悦、情到深处、你侬我侬、水乳交融，本是一段极其美妙的时光。但，总有些意外。

95后的姑娘小许，和男朋友同房后下腹剧烈疼痛。到医院一检查，怀疑是黄体破裂。B超一看，盆腹腔大量积液，意味着可能出现了大量出血，血压也不停往下掉，医生赶紧手术。手术一探查，腹内一片"血海"，术中共吸出积血2000余毫升，差不多是人体的一半血量。

为啥会这样呢？

一般情况下，健康女性进行常规性生活是不会出现疼痛的，但很多女性明明很不舒服却还强忍着。配合另一半吧，自己不舒服；不配合吧，总差那么点意思。

其实，同房痛，不仅影响夫妻感情，甚至在某些情况下还会危及生命！这可不是危言耸听。在排除因为"啪啪"技巧不够的原因外，同房痛还可能是一些妇科疾病发出的信号。

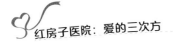

一、"痛"的启示

①　各种烦人的炎症

高达70%同房痛的原因是各类妇科炎症，它包括盆腔炎性疾病和下生殖道炎症。

盆腔炎性疾病的"家庭成员"众多，包括子宫内膜炎、输卵管炎、输卵管积水、输卵管卵巢囊肿、盆腔腹膜炎等。患者除了同房痛，平时也会腹痛，严重的甚至会发热，白带呈脓性。

下生殖道炎症包括各种原因导致的宫颈炎、阴道炎和外阴炎症，尤其是频繁或者严重的真菌感染，都会导致阴道黏膜或外阴充血、水肿，皮肤黏膜变得脆弱，容易在性生活的时候受到损伤，引起同房痛。患者除了同房痛，外阴炎患者的外阴处会有红肿，摩擦会有破裂可能；阴道炎患者的白带会有异常，如豆渣样，或颜色异常呈黄绿色，或有腥臭味；宫颈炎患者，则一般有脓性白带、接触性出血。

建议： 注意性生活卫生，及时治疗各类炎症，避免经期同房。无论哪种炎症，千万不要觉得症状消失了就擅自停药、不复诊！这类疾病最容易反复！

②　子宫内膜异位症

子宫内膜异位症就是子宫内膜不好好在子宫腔里待着，而是由于某种原因"跑"到盆腔内的其他位置。尤其是"跑"到子宫和直肠之间时，同房中撞击、牵拉到病灶就会引起严重的疼痛，甚至会让人难以忍受。除此之外，内异症患者还可能会有严重痛经，30%～50%的患者还会不孕。

建议： 无论有无生育要求，都建议积极诊治，以延缓疾病进展，提高生活质量。

③ 子宫良性肿瘤

当子宫合并有子宫肌瘤、子宫腺肌瘤、子宫腺肌症等良性肿瘤的时候,性生活中由于子宫增大后的摆动会导致疼痛。尤其是子宫腺肌症患者,不仅仅会有明显的同房痛,还会出现严重的痛经。

建议： 症状较轻、有生育要求及近绝经期患者,可通过药物治疗来缓解症状;而症状较重、无生育要求或药物治疗无效者,可以考虑选择手术。

④ 卵巢囊肿扭转或破裂

除了因为卵巢囊肿压迫导致同房痛以外,卵巢囊肿在同房的时候可能因为"运动"太过激烈而发生扭转和破裂。无论哪种情况,都会诱发妇科急腹症,往往疼痛比较剧烈,还可能出现腹腔内出血、发热、肛门坠胀甚至休克、晕厥。

建议： 如果性生活时突发下腹痛,休息或排便都不能缓解,那么请尽快就医。

⑤ 异位妊娠(宫外孕)

90%以上的异位妊娠发生在输卵管,性生活过于激烈同样可能导致异位妊娠包块破裂,从而导致出血、疼痛。

建议： 毫不夸张地说,在妇科急腹症里面这是最危险的一种,甚至有女性会因它丧命,必须立刻前往医院。

⑥ 黄体破裂

卵巢排卵后,卵泡壁塌陷,在激素的作用下演变成一个细胞团,新鲜时显黄色,就叫黄体,就好像一枚新鲜的蛋黄。这个"蛋黄"会不断长大,在排卵后7~8天达到高峰,里面也有丰富的毛细血管,也会有一些出血,如果出血多,会自发地破裂。

此时如果下腹受到外力的撞击,或者剧烈运动、用力咳嗽、解大便太用力,腹腔内的压力突然升高,就可能会让黄体破裂。还有一种情

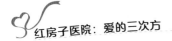

况，就是同房动作太剧烈，也会导致黄体破裂，比如前文说的小许姑娘。

建议：*爱她，就对她轻一点！*

二、"痛"的罕见原因

除上述之外，还有两类较少遇见的同房痛：

1. 外阴发育异常。比如处女膜闭锁、处女膜肥厚等，甚至先天性无阴道，同房的过程往往会给女方带来很大的痛苦，解决方式只有手术。

2. 产伤。顺产外阴侧切、裂伤缝合或者外阴肿物切除手术后，组织会形成瘢痕，影响外阴组织的弹性。7％～30％的女性在产后 12 个月内会有同房痛，缝合过于致密，缝合用的可吸收线没有完全吸收等，都有可能导致同房痛。因此，早期建议各位不要操之过急，等恢复好后再同房。

小黑板

同房痛的原因很多，有时是很危险的。

出现同房痛时，不要一忍再忍，要尽早就诊。

年轻人爱"运动"，但也不要太激烈，"高速开车"使不得！

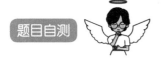题目自测

1. 同房痛是一个隐私问题，忍忍算了，用不着去医院，对吗？

　　A. 对，这是隐私，不能说

　　B. 不对，这可能提示患有某种妇科疾病，所以要尽早就诊

2. 下面哪种阴道分泌物是正常的？

    A. 淡绿色   B. 豆渣样

    C. 乳白色   D. 黄脓性

作者介绍

胡莹莹 复旦大学附属妇产科医院主治医师。

专业擅长：妇科常见病的诊疗，尤其是子宫内膜病变及保留生育功能的治疗。

答案： 1. B；2. C

"大姨妈"一来就痛得打滚

年轻貌美的小张来医院就诊。她今年 28 岁,是某外企的员工,工作能力突出,正处于上升期。但每个月来"大姨妈"的那几天,别说工作了,就连正常生活都难。"医生,我真是痛得满地滚,想切腹、想撞墙、想打人! 你快帮帮我吧!"

经过检查,医生告诉小张:"你可能得了卵巢巧克力囊肿"。这种病正是以"痛"为典型症状的。

一、"巧囊"是巧克力吃多了吗

卵巢巧克力囊肿俗称"巧囊",是子宫内膜异位症的一种常见类型,真正的名字是卵巢子宫内膜异位囊肿。通俗点来讲,就是子宫内膜本来应该老老实实待在子宫里的,但由于种种原因却跑到了别的地方去,上演一出"离家出走"的大戏,最常见的就是"跑"到了卵巢里。但是这些"逃跑"的子宫内膜也会随着月经周期而发生出血,出的血却没有通道排出,只好囤积在卵巢里。

于是，陈旧的血液越积越多、越来越稠厚，就会慢慢形成结节样病灶，最终在卵巢上形成囊肿。所以说，"巧克力囊肿"和我们吃的巧克力没有任何关系，只不过是这个病灶长得特别像巧克力酱，所以才有了这个俗称。

二、生育期巧克力囊肿高发

25～45岁，生育少的、晚生育的妇女发病率明显多于生育多的或者生育早的妇女。巧克力囊肿有很多种临床表现，症状与月经周期密切相关。主要症状包括疼痛、盆腔疼痛、盆腔肿块、月经异常、不孕等。也有25%患者无任何症状。疼痛有各种类型，包括痛经、慢性盆腔痛、性交痛、急腹症。

主要症状一：痛经。痛经是巧克力囊肿的主要症状，典型表现为继发性疼痛、进行性疼痛、疼痛多位于下腹、腰骶及盆腔中部。但也有部分患者没有痛经。

主要症状二：月经异常。巧克力囊肿的另一主要症状是月经异常，有15%～30%患者有月经量增多、经期延长或不规则。

卵巢巧克力囊肿虽然是良性疾病，却有增生、浸润、转移及复发等恶性行为。另外，患者还可能不孕，其发生率高达50%。

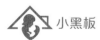 小黑板

女性尽量避免多次人流或刮宫，注意遗传基因的改变。对于直系亲属中有子宫内膜异位症的女性建议进行检查预防。如果痛经是初潮之后又出现的，而且一次比一次严重的话，不要光顾着发脾气或者吃止痛片，记得先去做个正规的检查。

1. 巧克力囊肿跟巧克力吃多了有关系吗？

    A. 有   B. 没有

2. 以下哪个年龄段是"巧囊"的高发期？

    A. 16～24 岁   B. 25～45 岁   C. 46 岁以上

作者介绍

刘惜时　复旦大学附属妇产科医院主任医师、教授、博士生导师，妇科部指导。

专业擅长：多年致力于宫颈癌和内异症/腺肌症的临床诊治及临床基础研究，引领宫颈癌根治术各种术式包括腹腔镜、机器人宫颈癌根治术的探索和推广，并进行保留生育功能的宫颈癌治疗；同时对年轻患者实施阴道延长术，以改善患者术后的性生活质量。善于将内异症/腺肌症的基础科研应用于临床的诊断和治疗，通过深部内异症的新型手术，如 Shaving 手术、腺肌症保宫手术，保留器官的完整性，减少手术并发症。

答案： 1. B;2. B

子宫里为何长出了"荆棘"

29 岁的王女士被痛经折腾了 10 年,起初只是隐隐作痛,喝杯红糖水、敷个热水袋似乎就好。最近 3 年,她渐渐需要常备止痛片。但她看看周围的同事似乎也有在每月"大姨妈"光顾之日拿补休的,就没在意。谁知年末来了,公司事情多了,这次的痛经却连吃药都不管用了!

这到底是怎么回事? 她下定决心去医院一查,结果诊断是她以前从没听说过的一种疾病:子宫内膜异位症。

一、"玫瑰园"里的"荆棘"

子宫是女人的"玫瑰园",里面内膜富饶,按月更新,还是孕育宝宝的场所。但在 18～45 岁的美好年华里,约有 10％女性的"玫瑰园"长出了"荆棘"。所谓"荆棘",就是有意脱离宫腔环境的子宫内膜。这些异位的子宫内膜原本也是"玫瑰",然而长到了子宫以外的地方,成了"荆棘",周而复始、按月破坏性分泌,形成囊肿或广泛粘连,在医学上被称为"子宫内膜异位症"。

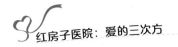

这些"荆棘"不止越狱，还模拟着"玫瑰"的花期，月月盛开，按期刺痛盆腔。甚至，她还可以自定"佳期"，日日绽放，无时不让人感知它的存在，直至慢性盆腔痛、同房痛、排尿痛、排便痛……

二、"荆棘"会长去哪儿

1. 卵巢型子宫内膜异位症：如荆棘般的内膜会越过输卵管，进入卵巢，卵巢上就鼓出个大囊肿，囊腔里面都是无法排出的经血，久而久之就成了一包"巧克力酱"，因此也叫它"巧克力囊肿"。

2. 腹膜型子宫内膜异位症：有的内膜则像"蒲公英"，播撒在盆腔腹膜里，形成一个个的紫蓝色小点，也就是所谓的腹膜内异灶。

3. 深部型子宫内膜异位症：这些穷凶极恶的"荆棘"四处垒窝，深深地植入盆腔、腹腔深部，包括阴道、子宫直肠陷凹、宫骶韧带、直肠、膀胱、输尿管、结肠、小肠，以及会阴侧切口、腹壁剖宫产切口等处，甚至个别进入胸腔、呆在肺里。这些病灶给女性带来了极大的痛苦。

4. 子宫腺肌症：另有一些"荆棘"，只是奋力破坏"篱笆"，突破"内膜—肌层边界"，深入子宫肌层，形成子宫腺肌症。它们与子宫内膜异位症亦盟亦友，但机制上略有不同。

三、痛经，小心背后的"隐情"

隐忍的女性往往历经数年的痛经煎熬才会去医院就诊，其中三分之二的幸运患者有机会通过药物干预或微创手术获得临床治愈，但也有少数患者要历经漫长的求诊才能明确疼痛的病因。

因此，所有痛经或者不规则腹痛的女性，一定要早日就诊，由医生判定：是"生理性痛经"还是"病理性疼痛"？是需要积极治疗还是可以定期随访？有经验的医生可以从病史里找出蛛丝马迹，再结合三合诊（阴道—直肠—腹部联合体检）、彩超（阴超、肛超，或是腹部超声等）、磁共振、CA125等标志物检测，甚至腹腔镜检查，识别出"荆棘"，诊断出子宫内膜异位症，并尽早判别类型，及时干预。

四、疼痛评分小技巧

由于子宫内膜异位症的患者多有痛经的表现，我们建议使用VAS(visual analog scale)评分（视觉模拟评分法）识别自己的疼痛级别。这有助于医生根据您的轻重缓急选择合适的治疗方案，尽可能消灭疼痛元凶。

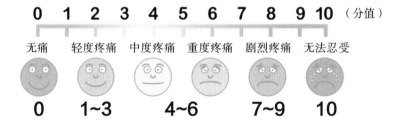

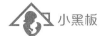 小黑板

子宫内膜异位症是育龄期女性的常见疾病，表现形式多种多样，痛经、慢性盆腔痛、排尿痛等不适可严重影响生活质量。

因此，有痛经或慢性盆腔痛的女性朋友们不要过多隐忍，要及时就医，尽早清除病灶，无痛一身轻。

1. 子宫内膜异位症是育龄期女性的常见疾病吗？

   A. 是的   B. 不是

2. 常用的评判疼痛级别的工具是什么？

   A. VAS 评分   B. EFI 评分   C. FSFI 评分

作者介绍

易晓芳 复旦大学附属妇产科医院普通妇科主任、主任医师、博士生导师。

专业擅长：妇科各种良、恶性疾病，以及疑难杂症的诊断与微创手术治疗，包括各种类型子宫内膜异位症、子宫腺肌症、子宫肌瘤、卵巢囊肿、生殖道畸形以及盆腔肿物等。

答案：1. A；2. A

内膜样囊肿手术后，怎么又复发了

28岁的小凯姑娘准备结婚了，可是婚前检查的B超结果却让她怎么也高兴不起来。

小凯大学毕业那年，因为严重的痛经到医院检查，结果医生告诉她这可能是子宫内膜异位症惹的祸，在她的左侧卵巢上长了一个直径7 cm大小的囊肿，需要手术治疗。于是，23岁的小凯经历了人生中的第一次手术，医生在腹腔镜下摘除了小凯的卵巢囊肿，术后病理提示是内膜样囊肿。手术过后，小凯的痛经好了不少，于是她开心地走上了新的工作岗位，却忘了医生嘱咐她要定期检查的事。半年前，小凯的痛经开始逐渐加重，这次婚前检查的B超提示她的左侧卵巢上又长出了一个直径3 cm的囊肿，考虑还是内膜样囊肿可能。

医生建议小凯积极准备怀孕，同时密切随访监测。如果反复试孕失败，同时囊肿继续增大的话，必要时可行手术治疗，并可通过辅助生育技术帮助受孕。

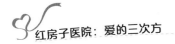

一、为什么手术后容易复发

首先，探究复发的原因要从子宫内膜异位症的发病根源开始寻找。每个月的月经期，大部分的经血通过阴道流出，但有一部分夹杂着子宫内膜细胞的月经血会沿着输卵管逆流至盆腔内，在卵巢或腹腔内其他地方种植，在体内雌激素的不断作用下，这些异位的子宫内膜细胞不断生长，最终形成了子宫内膜异位症。手术过后，经血逆流的现象仍然存在，可能再次形成新的内异症病灶，卵巢上也可能长出新的内膜样囊肿，造成复发。

另一方面，内膜样囊肿往往合并有腹腔内其他部位的子宫内膜异位症，手术中可能会有肉眼看不见的微小病灶的残留。而且，内膜样囊肿往往粘连严重，剥离过程中极易破裂，囊液流到腹腔内，尽管医生仔细操作、彻底清洗，但仍可能有个别肉眼看不见的病灶细胞逃脱，造成播散。这些残留和播散的微小病灶也可能是复发的种子。

流窜到其他部位的内膜组织就好比是一颗种子，而体内的雌孕激素就好比是雨露。当绝经后，卵巢丧失分泌雌孕激素功能了，就好比种子失去了雨露的滋润，子宫内膜异位症就不会再复发生长了，甚至会慢慢萎缩。

二、术后预防复发"武器"多多

可是，中国女性绝经年龄在 49 岁左右。难道要慢慢熬到绝经吗？

答案当然是 NO！子宫内膜异位症首次治疗后的预防工作非常重要，妇产科医生手中也有对付它的"武器"。

❶ 没有生育要求的女性

对于没有生育要求的女性，可通过激素类药物使自身的激素水平不利于异位内膜的生长，进而达到有效的预防目的。

（1）促性腺激素释放激素激动剂

可使卵巢激素水平明显下降，出现暂时性闭经，进而使异位内膜萎缩。

优点：此类药物萎缩内膜效果很明显，每 28 天注射 1 针。

缺点：费用较贵，长时间使用可增加骨质丢失、性欲减退、阴道干燥等绝经症状，停药后症状多可消失。不过，停药后内异症往往复发。所以，临床医生往往建议，首次治疗后先注射 3～6 针，再配合其他类药物后续治疗，效果显著。

（2）周期性口服避孕药

优点：可以保证规则的月经来潮，调节月经周期，也可以有效避孕，因此尤其适用于月经周期紊乱且有避孕要求的患者。

缺点：每个月经周期都要连续 21 天服用，比较麻烦。部分患者服药后胃口大开，体重增加。另外，大于 45 岁，有心脑血管疾病、吸烟、乳腺疾病、血栓形成倾向等问题的患者，不适合服用。

有子宫肌瘤的患者，一般口服避孕药对肌瘤没有太大影响，但应当严密随访。

（3）左炔诺孕酮宫内节育器

对于不适宜应用周期性口服避孕药，或者对避孕类药物有顾虑的患者，这是个可以考虑的选择。节育器含有缓释左炔诺孕酮，后者是高效孕激素，可起到预防子宫内膜异位症复发的作用，药物缓释 5 年。放置期间月经不来潮或者仅有点滴出血，尤其适用于有痛经的患者。

优点：药物仅作用于局部，不进入全身血液，方便安全。

缺点：比较贵，而且有些患者因为宫腔形态不合适或者大量阴道出血等情况放置失败而取出来的话，一千多元就浪费了。

（4）其他激素类药物

用于治疗子宫内膜异位症的激素类药物还有很多，如孕激素受体

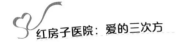
拮抗剂(米非司酮),睾酮类衍生物(孕三烯酮、达那唑),均可使体内激素处于假绝经状态,造成闭经,进而使内膜异位灶萎缩。比如地诺孕素。适用于暂无生育意愿的患者,尤其适用于术前疼痛为主诉的患者。副作用较小,可长期应用。

2 有生育要求的女性

对于有生育要求的女性,在首次治疗后尽快怀孕 + 延长喂奶时间,就是最好的预防措施。无论是通过自身积极造人,还是通过辅助生殖技术,当处于妊娠状态及哺乳状态时,体内的激素水平是不利于子宫内膜异位灶生长的,甚至子宫内膜异位病灶会慢慢萎缩、消失。但是,喂奶结束后就仍需参照没有生育要求女性,进行后续用药随访。

无论有无生育要求的女性,严密的随访观察都非常重要。建议每隔 3～6 个月到医院进行妇科检查及 B 超检查,必要时定期随访 CA125 等指标。

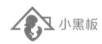 小黑板

子宫内膜异位症的复发率高,需长期管理。首次治疗后的预防工作非常重要,千万不能认为"已经治好了"。要在医生指导下,根据自己的需要制定个性化的随访方案。

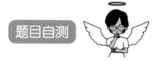 题目自测

1. 卵巢巧克力囊肿是以下哪种疾病?

   A. 子宫内膜异位症　　　B. 卵巢癌

2. 卵巢巧克力囊肿术后需如何长期管理?(多选题)

   A. 定期随访　　　B. 药物治疗　　　C. 不用管它

龙琦琦　复旦大学附属妇产科医院副主任医师。

专业擅长：子宫肌瘤、卵巢囊肿、月经失调、子宫内膜异位症等各类妇科疾病的诊治。致力于子宫内膜异位症的临床和基础研究。

答案：1. A；2. A、B

得了"巧囊"，想怀孕怎么办

27岁的小媛看着手中的验孕棒：又没有怀上！心里一丝苦涩，这什么时候才能够怀上宝宝呐？小媛和老公是大学同学，结婚4年了，婆婆和妈妈都等着抱宝宝。小媛自青春期就有痛经的毛病，后来检查发现一侧卵巢有内膜样囊肿（又称巧克力囊肿，简称巧囊），就早早结婚积极地备孕。然而一次次的失望让小媛身心俱疲，小媛无助地望着医生："我真的是怀不上了吗？该检查的都做过了，中药西药我都尝试过了呀……"

一、为什么卵巢巧克力囊肿会影响怀孕

卵巢巧克力囊肿是子宫内膜异位症的一种病变，通常子宫内膜生长在宫腔内，并受体内雌孕激素的影响，每月脱落，形成月经排出。若子宫内膜种植到卵巢，并随同月经周期反复脱落出血，形成内含陈旧性积血的囊肿。增大的囊肿本身可以破坏周围正常的卵巢组织，导致卵泡数目减少且发育不良；另一方面带来的炎症反应会影响正常的卵

泡发育和排卵；同时巧克力囊肿到处粘连，四处流窜，可导致盆腔器官粘连、输卵管扭曲变形。因而，巧克力囊肿会影响女性怀孕。

二、得了巧克力囊肿一定要手术吗

对于年轻患者，如果没有痛经、不孕，B超图像提示典型的内膜样囊肿并且没有经过正规的药物治疗，囊肿直径≤4 cm时，可以尝试采用药物保守治疗并定期随访检查。如果排除生理性囊肿和炎性肿块后，囊肿直径持续≥5 cm，或者有严重的痛经或不孕，或者囊肿持续增大，或者超声检查提示可疑恶变，或者肿瘤标志物远远超出正常值，或者囊肿破裂引发急腹症，或者绝经后囊肿不缩小反而增大，这些情况下需要手术治疗。

首选的手术方式是腹腔镜下卵巢囊肿剥除术。手术目的：①明确诊断，了解病变程度、类型；②去除病灶；③纠正盆腔异常解剖关系；④改善盆腔微环境。

三、手术会影响怀孕吗

由于"巧囊"形成的特殊性，无论多么精细的手术，都有造成一部分正常卵巢组织损伤，从而导致卵巢的储备功能降低。一项回顾性研究发现，卵巢实质的丢失厚度与囊肿直径有显著关系，囊肿直径越大，手术剥除过程中损伤的卵巢实质越多，且呈正比关系，囊肿直径每增加1 cm，将导致平均200 μm厚度的卵巢实质损失。另外手术可导致卵泡丢失，且年轻患者的丢失更多。因此手术会影响怀孕的！

我们一般鼓励患者术后尽快备孕，尽早怀孕！根据生育指数评分(EFI)，评分越高怀孕机会越大，评分低的要积极采用辅助生殖技术来帮助怀孕。如果术后长期备孕不成功，同时也没有辅助药物治疗，月

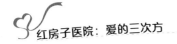
经周期恢复正常后囊肿会复发的。

四、想怀孕怎么办

最重要的是到正规的医院就诊。由于手术并不能提高术后妊娠率，个体化治疗很重要。首先结合病史、妇科检查、超声、肿瘤标志物来进行综合诊断。其次评估卵巢储备功能，包括抗苗勒管激素（AMH）水平和窦卵泡数（AFC），均具有良好的卵巢储备功能预测价值，且 AMH 是预测卵巢储备功能的金标准。

卵巢储备功能低下者，不宜手术而应直接行体外受精-胚胎移植（IVF－ET）。再次选择合适的手术时机，根据术中情况，EFI 评分积极试孕，一般年轻、EFI 评分≥5 分的患者可自然妊娠。

如果未孕，建议行促排卵加宫腔内人工授精（IUI）3～4 周期治疗；对于 EFI≤4 分，年龄＞35 岁，不孕年限＞3 年的患者，IUI 治疗3～4 周期后未孕者，建议行 IVF－ET。随着医学的进展，胚胎冷冻、卵母细胞冻存及卵巢组织冷冻等技术为多种因素导致卵巢储备功能下降或缺失的女性带来生育机会。

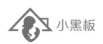 小黑板

卵巢巧克力囊肿是子宫内膜异位症的一种，由于其能破坏正常卵巢组织，影响卵泡发育和排卵，造成盆腔解剖结构的改变，会影响女性怀孕。不是所有的"巧囊"都需要手术治疗，而且手术本身可能影响怀孕。

想怀孕的，更要到正规医院进行综合评估，选择个体化治疗方案。

1. 巧克力囊肿影响怀孕和囊肿的大小有关系吗？

    A. 有   B. 没有

2. 手术会使巧克力囊肿患者的受孕率下降吗？

    A. 会   B. 不会

3. 巧克力囊肿影响怀孕的因素包括：

    A. 导致输卵管不通畅   B. 卵泡数量减少

    C. 卵巢储备功能下降   D. 以上全是

作者介绍

王晓娟 复旦大学附属妇产科医院主治医师。

专业擅长：子宫脱垂、尿失禁、子宫肌瘤、卵巢囊肿的微创手术，从事盆底功能障碍性疾病的基础与临床研究。

答案： 1. A；2. A；3. D

"内异症"未来有新药、可预测

26岁的小丽,忍受痛经的折磨已有5年了。小丽开始时以为痛经是件挺正常的事儿,这年头痛经的女生也不少,吃吃止痛片、忍一忍、结婚生了小孩就好了。半年前,再次发作的痛经让小丽痛得昏天黑地,她决定到医院看看。医生给小丽做了仔细的全面检查,发现她患了双侧的卵巢囊肿,另外还发现她盆腔内有一个明显的触痛结节。根据医生丰富的经验来判断,小丽是得了子宫内膜异位症(内异症),并且她的异位子宫内膜可能已经长到了盆腔深处。

一、为什么药物治疗效果不好

目前出于对卵巢储备功能以及生育力的考虑,很多患者在治疗过程中会先选择药物保守治疗。虽然药物治疗有一定的缓解疼痛、控制病灶生长、促进病灶萎缩的作用,但在用药过程中依然会发现有的患者药物疗效不佳,疾病进展,仍然需要手术治疗。或者有的患者停药以后迅速出现疼痛复发。还有一部分患者在发现疾病的时候就很严重了,已经需要手术治疗。

这些都可能源于内异症疾病发展自然史的一个特点——病灶纤维化。内异症病灶细胞的成分是动态变化的,在多种因素的共同作用下,可发生病灶纤维化;随着疾病的进展,纤维化程度逐渐加重,导致激素类药物存在"孕激素抵抗"现象,药物治疗不敏感。这也从细胞生物学层面揭示了子宫内膜异位症是一种进展性疾病,需要早期诊断、早期干预。

二、弹性超声应用于临床诊断

近年,弹性超声开始被应用于内异症及子宫腺肌症的诊断,以提高诊断率,尤其可以发现普通超声无法诊断的隐匿的盆腔深部病灶或尚不典型的病灶,诊断率因此大为提高。并且,可以根据病灶的弹性硬度和纤维化程度判断患者的年龄及病程,指导手术时切除病灶的位置及范围,并可望为子宫腺肌症及深部内异症的最佳治疗方案选择提供科学依据。

三、指引未来——动物模型中探索非激素药物治疗

内异症的病理生理机制尚未明确,因此实验模型的建立对于内异症的研究至关重要。常用的实验模型包括体外模型(细胞模型)和动物模型,目前已成功建立了非人灵长类、鼠类及鸡胚绒毛尿囊膜等内异症动物模型。其中鼠类动物模型由于其成本低、易获取而成为最常用的动物模型。

子宫内膜异位症模型目前包括小鼠子宫内膜的自体移植和异体移植。小鼠的内膜移植建立模型已经非常成熟了,对建模成功的小鼠进行新型药物及相关分子机制的研究,等待通过临床试验后造福内异

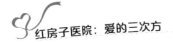

症患者。

我们团队在首席科学家郭孙伟教授和领衔者刘惜时教授的指导下，根据宫腔手术增加腺肌症风险的大量临床流行病学证据，提出子宫内膜-肌层界面的破坏(EMID)可以增加腺肌症风险的假说，又在动物模型中，通过人为的机械或电凝热损伤，模拟宫腔操作手术，成功建立第一种有流行病学证据支持的子宫腺肌症小鼠模型，并提出可以通过围术期干预，降低子宫腺肌症发病风险。

此外，我们还根据神经和病灶的交互对话、互相促进的理论，建立了世界上第一种深部内异症的小鼠模型，为今后的深部内异症研究提供一种经济、方便的动物模型。

基于这些子宫腺肌症及内异症尤其是深部内异症的小鼠模型，我们探索了抗血小板、活血化瘀治疗，表观遗传修饰药物治疗，围术期抗应激、抗肾上腺素能治疗等。研究表明，这些非激素药物对降低腺肌症、内异症模型小鼠热痛觉过敏，抑制病灶生长、抑制病灶纤维化有效，并且对降低术后复发有效。因此，这些抗血小板、活血化瘀治疗、表观遗传治疗、围术期抗应激治疗有望成为内异症及腺肌症新的非激素药物治疗手段，具有广阔的临床应用前景，为患者带来福音，缓解疼痛，促进生育。

四、预测复发，评估风险

此外，我们团队模拟了临床的实际情况，建立内异症手术中播散及残留导致复发的小鼠模型，以进一步研究围术期干预预防复发。NF-κB与PR-B之间作用的失平衡是内异症发生和复发的机制之一，环氧合酶-2(COX-2)在内异症的炎症和增殖中起着重要作用，而SLIT2/ROBO1则是介导血管生成的关键基因。因此，识别出NF-κB、PR-B及SLIT2/ROBO1等几种可用于判别复发的生物学标记物,进而建立复发风险评估体系,用于识别出手术后易复发的高危患者,其灵敏度和特异性分别可达 86％和 87％。这就足以弥补传统分期的缺陷,提高临床复发的预测率,为内异症术后的长期管理提供科学依据。

 小黑板

子宫内膜异位症是一种恶性表现的良性疾病,会对女性的生活造成很大影响,早期发现早期治疗是目前最推荐的。因此一旦发现痛经、盆腔痛、性交痛,都要及时到正规医院就诊。

1. 痛经是不需要去医院看的,忍忍就好了,对吗?

   A. 对　　　　　B. 不对

2. 子宫内膜异位症患者手术后就不需要看医生了,对吗?

   A. 对　　　　　B. 不对

（丁　鼎）

答案: 1. B;2. B

不要轻易说自己"卵巢早衰"

卵巢作为人体重要的生殖器官之一,它有排卵和分泌激素两大功能,是孕育生命的源头,是女性健康美丽的根本,确实很重要。

一、什么是"卵巢早衰"

40 岁以前出现卵巢功能衰竭,才叫卵巢早衰(医学上称为早发性卵巢功能不全)！女性一生有多少卵子储备是先天确定了的,每排一个其实已消耗一批,50 岁左右就差不多消耗完了。正常女性的卵巢功能会在女性 45 至 50 岁逐渐衰退,逐步向衰竭过渡。如果在 40 岁以前出现卵巢功能完全衰退,才称为"卵巢早衰",也就是卵巢功能不全。

所以,过了 45 岁,卵巢功能慢慢衰退是正常的！

二、月经少就是卵巢早衰吗

谁说的！

有的女性朋友偶尔一两次月经稀发就担心卵巢早衰、红颜易老。但是卵巢早衰哪是那么容易就得的? 这个疾病的发生概率很低,是千分之一不到,即使出现月经稀发也不一定就是早衰。

目前一般公认的诊断标准有三个:①女性年龄小于 40 岁;②月经稀发或停经 4 个月以上;③两次间隔 4 周以上的基础 FSH(卵泡刺激

素）＞25 IU/L。

要同时符合以上三个标准才可以确诊，别自己吓自己，月经少大部分时候并不是卵巢早衰；但有这个意识是好的，建议正规医院诊治，而不是去按摩或者用其他什么法子"保养卵巢"。

亚临床期：FSH 值 15～25 IU/L，属于高危人群。

除了基础 FSH 值，帮助诊断的方法还有 AMH 检测。血清 AMH 检测可以间接反映卵巢内的窦卵泡数量，是卵巢储备更直接的指标。必须注意，如果月经规律，即使低 AMH 水平也不能诊断为早衰，它反映的是储备功能。此外超声下卵巢的体积和窦卵泡数目也是参考的指标。

三、卵巢早衰是因为工作压力大吗

这个并不确定。

目前大多数卵巢早衰的患者病因并不明确，先天的卵子数是决定因素；其他常见的可能病因如下：

1. 免疫因素：部分患者是因自身免疫性疾病而引发的。免疫功能失调时，体内产生的自身抗原会跑到卵巢组织周围，产生抗原抗体反应攻击正常卵子。而导致免疫功能失调的一大因素是病毒感染，如腮腺炎病毒。

2. 遗传因素：如果女性患上特纳综合征，也就是一条性染色体缺失，则可出现卵巢早衰并可伴有体格发育异常。此外一些常染色体基因突变也可能与卵巢早衰有关。

3. 医源性因素：手术、放疗和化疗后，甚至某种中药，如雷公藤，都可能对卵巢组织造成损伤，这种损伤是病理性的，可直接导致卵母细胞的凋亡。

4. 外源性因素：如大气污染、长期吸烟或者长期接触化工物质等

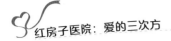
都会有卵巢早衰风险。当然长期工作压力大本身就会影响情绪、内分泌等，不利于健康，即使不会引起卵巢早衰，女性朋友也应该尽量避免。

 小黑板

　　如果出现月经过少、月经频发以及周期不规则，甚至出现潮热、出汗、失眠等症状，应及时就诊。虽然卵巢功能衰竭后不可能根本上逆转，但可通过补充雌激素和孕激素来调整月经、缓解症状。如果患者有生育需求，正规治疗后剩余卵泡复苏不良的，也可以通过辅助生殖技术尝试接受捐卵帮助怀孕。

1. 卵巢有什么功能？（多选题）

　　A. 排卵生育　　　　　　　　　　B. 分泌女性激素

2. 卵巢早衰一旦确诊，怎么办？

　　A. 赶紧上网找办法保养卵巢　　　B. 正规医院就诊

作者介绍

　　李　昕　复旦大学附属妇产科医院妇科内分泌及生殖医学科副主任、主任医师、副教授、硕士生导师。

　　专业擅长：各类月经失调及不孕不育的诊治，包括生育相关微创手术。

答案： 1. A、B; 2. B

卵巢按摩让囊肿缩小？ 结果可怕

茜茜今年25岁,青春靓丽,未婚未育,3个月前在医院体检,发现一个卵巢畸胎瘤,医生建议尽快手术。但是,茜茜出于某些自身原因,要求暂缓手术,加上疫情的缘故,迟迟没有去医院。

这一天,茜茜因为突发的剧烈腹痛、恶心、呕吐,被送往急诊。给茜茜做妇科检查时,我们发现她右侧附件区有一个直径6cm的包块,有局限性的压痛、反跳痛。追问病史,我们才得知,发病的时候茜茜正在美容院做脸部护理,美容院的员工推荐她可以做个卵巢保养。

"她们说精油按摩不仅可以保养卵巢,还可以让囊肿缩小"。于是,茜茜就把医生的叮嘱抛至脑后,接纳了美容院员工的建议,谁知按摩期间出现了剧烈的腹痛。

我们赶紧为茜茜做了急诊B超,结合妇科检查考虑:卵巢囊肿扭转可疑。急诊腹腔镜手术探查证实了这一诊断,卵巢囊肿发生了720°的扭转。还好就诊及时,卵巢缺血时间并不长,卵巢组织并未发生坏死,进行了"卵巢复位+囊肿剥除术",保留了卵巢,保留了她的生育力。

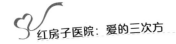

近年来，随着女性对自我保养越来越重视，很多商家都打着返老还童、青春永驻的名头进行各种各样产品的推销，出现了"卵巢保养""卵巢按摩""子宫按摩"等各种奇葩的项目。且不说价格昂贵，而且透过厚厚的肚皮根本无法接触到卵巢（摸到反而有问题），精油也无法到达卵巢。按摩卵巢，疗效谈不上，隐患倒是不少。茜茜的遭遇不是个例。

一、什么是卵巢扭转

卵巢扭转是指卵巢在其支持韧带上发生的完全或部分扭转，常导致其血液供应受阻。如果输卵管随卵巢一起扭转，这种情况称为附件扭转。

卵巢扭转可发生于各个年龄段。一旦发生，动静脉血管就会受到压迫，接下来就是卵巢水肿甚至卵巢缺血，并可导致卵巢坏死、梗死和局部出血、卵巢功能丧失、被扭转组织坏死。坏死组织会逐渐消失，但可能形成导致盆腔痛或不孕的盆腔粘连。而未识别的输卵管扭转将会导致输卵管功能丧失，并可能导致输卵管积水或坏死。

总而言之，卵巢扭转不及时处理，很危险！

二、做个按摩怎么就卵巢扭转了呢

这还要从卵巢扭转的高危因素说起：

1. 卵巢肿块：这是卵巢扭转的主要危险因素，尤其是直径≥5 cm的肿块。在成人中，生理性卵巢囊肿（功能性囊肿和黄体）或肿瘤（畸胎瘤、黏液性囊腺瘤等）最有可能诱发扭转。

2. 卵巢大小：扭转最可能发生于卵巢直径≥5 cm时，但是卵巢正常(无肿块、无增大)的患者也可能发生卵巢扭转。

3. 妊娠：妊娠与卵巢扭转的风险增加相关。扭转最可能发生于妊娠的第 10～17 周，但也可能发生于整个妊娠期及产褥期。

4. 诱导排卵：治疗不孕的诱导排卵可导致形成较大的卵泡囊肿，某些患者还会因过度刺激出现大幅度的卵巢增大。

5. 其他危险因素：一些数据显示输卵管结扎与卵巢扭转的风险增加相关。一些数据也表明，卵巢扭转可能发生在剧烈运动之后、体位改变后或腹压突然增加之后。

"畸胎瘤、大于 5 cm、腹部按摩"，茜茜一人就占了三项！她本身就存在直径 6 cm 的畸胎瘤，使得卵巢体积增大，所谓"卵巢按摩"又使得局部腹压增加或者局部体位改变，囊肿扭转和破裂的风险就无可避免地增加了。

和许多因为卵巢扭转丧失生育功能的人比，茜茜是非常幸运的，她在病情刚发作的时候就到医院就诊，最终保留了卵巢。

 小黑板

所以，你还信"卵巢按摩"吗？

尤其是有卵巢囊肿的患者，或者有上述高危因素的患者，就别瞎折腾了！平时要避免剧烈活动等诱发因素，一旦出现腹痛的症状要及时就诊！

 题目自测

1. 卵巢按摩能缩小卵巢囊肿吗？

　　A. 能　　　　　　　　　　B. 不能

2. 关于卵巢囊肿，下面说法错误的是：

A. 避免剧烈活动

B. 怀孕期卵巢囊肿不会发生扭转

C. 部分患者需要手术治疗

作者介绍

王俊燕 复旦大学附属妇产科医院主治医师。

专业擅长：妇科肿瘤和妇科内分泌相关疾病的诊治。

答案： 1. B；2. B

糟蹋卵巢的行为，你沾边几个

卵巢对女性的重要性不言而喻。卵巢功能几乎可以作为女性青春的代名词。从古至今，有多少人前仆后继为了永驻青春屡出奇品：红糖、紫河车、鹿胎膏、蜂王浆……有的是影视剧的剧情需要、有的是民间杜撰，还有的疗效和副作用在科学界尚无定论，请勿盲目追捧！

不过，今天我们要讨论的不是所谓的卵巢滋补品。而是糟蹋卵巢的行为和生活习惯。

一、脾气暴躁的 A 型性格

A 型性格的人容易长期处于不良情绪之中，不懂自我排解。强烈的情绪波动或突然巨大的精神刺激以及长期淫浸于不良情绪中可能导致中枢神经系统改变，影响卵巢功能，出现月经失调。

特别是有一类人情绪易波动，即使休息也难以松弛，并且缺乏耐心、性情急躁、时间紧迫感较强、做事快。经常有抑郁或郁闷感、与家人相处不融洽等。

长时间不良行为和心理暗示对下丘脑—垂体—卵巢轴造成刺激，可能干扰下丘脑和卵巢功能，女性相关激素内分泌紊乱，改变了月经周期，最终发展为闭经。

建议：保持愉悦的生活状态，不管怎样的事情，都请安静地、平静地去做吧！这是人生。

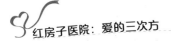

二、被动吸烟

吞云吐雾，不只是肺在受害。吸烟有害健康人尽皆知，但我国女性主动吸烟者少，被动吸烟者多。香烟烟雾中含有尼古丁、可尼丁、镉、多环芳烃等，能够通过呼吸道、口腔黏膜、皮肤被人体很快地吸收，它们能与卵巢粒层黄体细胞的细胞核和胞浆蛋白结合，影响卵泡成熟、导致卵母细胞分裂、造成卵细胞数量下降。可能引起怀孕所需时间延长、怀孕率下降，甚至不孕。

曾有人利用大鼠做过被动吸烟的动物实验。用大鼠模拟被动吸烟 30 天后和正常大鼠比较，发现吸烟三个月后，大鼠卵巢变得充血、萎缩，细胞出现变性、排列紊乱，血管收缩，血供减少，卵母细胞数目明显减少。还有一项研究中曾提到：吸烟（包含被动吸烟）的女性比健康女性卵子数量下降约 7.0%，较重者（每天 11～30 支烟）卵子数量下降可能达到 17.2%。

建议：远离吸烟和被动吸烟。如果你的另一半坚决不肯为你做出牺牲，那你该考虑的可能是"远离渣男"。

三、环境内分泌干扰物

许多常见的东西都可能危害卵巢，如杀虫剂、装修材料、染发剂、橡胶和塑料制品、油漆涂料等，均可不同程度地危害人类的生殖功能，引起卵巢功能的衰退。曾有研究发现，理发师卵巢早衰的发病率是非理发师的 5 倍多。

建议：尽量使用环保材料，少涂指甲油，染发也是偶尔怡情即可。

四、过度减肥

女人不是越瘦越好。许多女性喜欢减肥,为了保持较好的身材而长时间节食减肥,或者应用药物快速减肥。可是过度追求低体重,如果长期摄入不足,导致营养不良,缺乏蛋白质,就会影响下丘脑分泌激素,引起卵巢早衰。曾有研究指出经常节食减肥者患卵巢早衰的风险可能是普通健康人群的 4.17 倍。

建议: 均衡饮食。多食蔬菜、豆制品有益健康。该吃就吃,不要"骨感美"。新鲜绿叶蔬菜富含人体所需的维生素、矿物质和纤维素等营养物质,豆制品中富含蛋白质和大豆异黄酮等植物源性雌激素。与其在保健品中苦苦寻觅,还不如选择身边的自然蔬菜更安全。

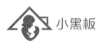 小黑板

卵巢是女性保持青春的重要器官,保护卵巢就等同于保卫青春。保护卵巢,不糟蹋卵巢就已经做对了一半。

 题目自测

1. 40 岁之前出现月经周期不规律是出现了卵巢功能早衰吗?
    A. 可能是　　　　B. 不可能

2. 情绪、饮食等都不可能影响卵巢功能吗?
    A. 是　　　　B. 不是

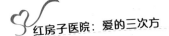

作者介绍

陈　曦　复旦大学附属妇产科医院主治医师。

专业擅长：妇科常见病,尤其围绝经期及老年妇科疾病和卵巢早衰的诊治。

答案：1. A;2. B

真正的卵巢保养 7 式，你能做到的

小李 35 岁，平时工作非常拼命，经常加班到深夜，一年里难得有早于午夜 12 点睡觉的时候。最近半年多来，她的月经周期从平时的 30 天缩短至 22 天，经量也比以前减少了。这天她终于下定决心请了假到医院来检查。医生让她抽了个血查生殖内分泌，结果出来了，是卵巢功能减退！医生说再往下发展就是卵巢早衰，现在一定要开始保护卵巢功能。

小李整个人都懵了，她还没有男朋友呢，将来还要结婚生孩子呢！她感到遭受了命运的重击，失落地走在回家的路上。看到路边有家门面气派、装修精致的美容院打出了"卵巢保养"的广告，她忍不住想试一下。可是，她心里也很疑惑，美容院的"卵巢保养"究竟靠不靠谱呢？

美容院推出的"卵巢保养"项目，一般都号称通过精油按摩或热磁疗达到"保养卵巢甚至预防卵巢早衰"的效果。美容院高大上的装修、服务员青春精致的妆容，常让人产生一种错觉，觉得精油按摩、热磁疗等方法真的能达到这神奇的效果。然而事实真的如此吗？

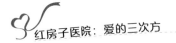

一、安全存疑的精油按摩

精油多是从植物中萃取的化合物和有机酸。其原材料、提取工艺和保存环境等条件的差异可能导致精油的品质、功效、纯度甚至安全性存在较大差别。目前对精油的检测方法主要有：感官指标评价、物理指标的检测、精油组分的分析和微生物的检测等。

美容院使用的精油，其商品来源、具体功效、是否经过正规检测，甚至安全性都是未知数。其次，卵巢位于盆腔深部，体表按摩的精油根本无法到达卵巢。而且，就算少量精油成分能通过血液循环到达卵巢，目前也没有证据表明精油有改善卵巢功能的作用，因此其改善卵巢功能一说无从谈起。

二、影响未知的热磁疗

女性盆腔中除了有子宫、卵巢和输卵管等生殖器官，还有大量肠管。通常情况下卵巢都隐藏在肠管下，因此磁疗的热量并不能直接作用于卵巢。即使我们假设磁疗的热量能到达卵巢、促进卵巢血液和淋巴循环，这种短时间的血供改善（比如 1 小时）究竟能多大程度上影响卵巢功能，真的是一个未知数。

三、保养卵巢的正确方式

既然美容院的卵巢保养并不可靠，那么我们宝贵的卵巢就只能听天由命吗？答案是我们还能靠自己！

卵巢其实是个非常敏感的器官，它的健康与生活方式关系密切。倘若希望能好好爱护它，需要注意以下七点：

1. 戒烟酒。研究显示吸烟、过量饮酒会对卵巢功能产生影响。

2. 不熬夜。熬夜会使生物钟紊乱，神经内分泌系统功能失调，激素分泌失衡，对卵巢功能产生影响。

3. 保持乐观的心态。长期抑郁也会影响卵巢功能，因此要避免焦虑、抑郁等消极情绪，力争始终保持心情愉快。遇到生活事件时要学会心理调适和情绪调节、及时宣泄不良情绪，必要时求助于心理医生。

4. 不盲目减肥。有些女性朋友为了减肥，饮食限制过于严格，导致营养不良、内分泌紊乱，引发卵巢功能减退。

5. 适量运动。建议女性每天活动 30 分钟以上。

6. 补充维生素 E。维生素 E 又叫作生育酚，研究表明维生素 E 能够促进卵泡发育，改善卵巢的功能。

7. 每年体检。卵巢早衰并非毫无征兆。一旦发现自己月经周期缩短、月经量减少或突然停经，就应该及时去看医生。建议女性朋友每年去妇科体检一次。

现代女性生活在家庭和职业的压力之下，劳累和紧张可能会对卵巢功能造成损伤。渴望"保养"卵巢、爱美之心、爱健康之心人皆有之，这是无可厚非的，但是要选择科学的方式。花大价钱到美容院去做高大上的"卵巢保养"，除了给美容院送去大把真金白银、促进消费，并得到"我的卵巢保养得很好"的心理安慰，从科学和生理角度讲并无多少裨益。我们只要对自己的健康多加关注，就既可以爱护自己的卵巢，又可以省下去美容院的钱，何乐而不为呢？

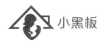 小黑板

"保养"卵巢最好的方法就是改善生活方式，不熬夜、戒烟酒、保持愉悦的心情、适量运动，补充维生素 E。

题目自测

1. 以下哪种维生素有明确的改善卵巢功能的作用？

    A. 维生素 A   B. 维生素 D   C. 维生素 E

2. "保养"卵巢的正确方法是：

    A. 精油按摩   B. 热磁疗   C. 改善生活方式

作者介绍

    赵　婷　复旦大学附属妇产科医院妇科副主任医师。

    专业擅长：普通妇科常见疾病的诊治，尤其是子宫内膜异位症和子宫腺肌病的诊治。

答案：1. C；2. C

女人，对自己好一些

卵泡不能再生，而且动不动就喜欢"自杀"，所以最好能在卵泡还多的时候就开始保护，让它死得少一些、慢一些，这样卵巢的功能才能维持更久。

很多卵巢保养的民间土方已经被证实是无稽之谈了，那么，是不是就该这么悲观，卵巢的兴衰只能听天由命？也不尽然。

一、两大日常保养原则

女人，要对自己好一些，对卵巢好一些。如果只希望张开嘴吃点灵丹妙药，或是躺着不动，别人帮你捏一捏，就能让卵巢青春永驻，这是不可能的。事实上，你越懒，卵巢功能可能衰退得越快。

日常生活中怎样保养卵巢呢？下面这些可以参考一下，知易行难，坚持才是硬道理。

❶ 运动，但要适量

要说千年老乌龟，动也不动才长寿，但是，懒婆娘肯定不行。已经有很多研究证实，运动有利于健康。

正如《中国居民膳食指南》中推荐的，每周 5 天中等量运动，每次半小时，6 000 步。

何谓中等量运动呢？快走、慢跑、广场舞都可以，其他的大家可网上搜一下。

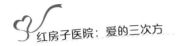

但是研究也提示，高强度运动会导致提前出现绝经。就像女性长跑运动员常常出现闭经那样，过量的运动反而影响卵巢功能。

总之，老祖宗说的要中庸，运动也是，适量，不过度。

② 饮食，管住嘴巴

2016年有篇研究报告显示，β-隐黄素能减少卵泡自杀，有利于保护卵巢功能，推迟绝经。

这是为什么呢？原来，它是一种抗氧化因子。众所周知，氧化应激会破坏卵巢功能，由于β-隐黄素的抗氧化作用，所以它能有效保护卵巢功能。

那么，哪些东西里含有β-隐黄素比较多呢？黄色和绿色的蔬菜和水果，包括柑橘、橘子、桃子，等等。蔬菜水果还含有其他不少抗氧化因子和植物纤维，这些都有帮助。

但是，所谓病从口入，吃得不当，也会影响卵巢功能。长链n-3多不饱和脂肪酸是人体必需的，主要存在于海产品、动物肉类和脏器中。不过如果吃得太多，也会破坏卵巢功能，促使提前绝经！

二、"四问"卵巢保养措施

① 要不要戒烟

绝对要戒烟！

吸烟对于人体的危害已经十分明确。但是，现在却有很多人想当然地认为，某些人烟酒不禁，活得比烟酒不沾的还长，从而推论出烟酒不影响健康。

能说什么呢？太阳光也不可能照到世界的每个角落。同样烟酒也不可能让每个嗜好者早死去，只能增加危害健康的风险值。

研究显示，吸烟，尤其是严重吸烟，会损害卵巢功能，让绝经提前发生。不过,如果经常性地运动,倒是在一定程度上可以弥补吸烟对卵巢的损害。

② 要不要减肥

这是个问题!

有研究表明,18 岁时的体质指数(BMI)居然和绝经年龄正相关,也就是说你 18 岁时越胖,绝经年龄越晚。天哪,这是老天要我们胖吗? 然而,又有研究发现,代谢综合征的患者,卵巢储备功能比正常人明显降低。而肥胖,往往和代谢综合征有密切的关系。

所以,还是不要胖吧,谁能保证可以健康地胖着呢?

③ 生不生孩子

这得看情况。

如果 29 岁以后才生育小孩,那么卵巢功能会受到影响,提前绝经。但是,如果你再多生一个、两个……那么这种影响就会消除。

怎么理解呢? 就是说,如果只打算生一个,那么请在 29 岁之前生好;假如超过这个岁数,就请至少生 2 胎吧,这样才不会影响卵巢的功能。

还有一些因素,比如熬夜啊、喜欢喝茶、酒、咖啡或碳酸饮料等,还不是很清楚和卵巢功能的关系,凭个人喜好吧。只是熬夜还是强烈不建议,对身体有害。

④ 要不要精油按摩

没有什么用。

美容院使用精油按摩下腹部皮肤,声称可以达到调节女性生殖内分泌功能、延缓卵巢衰老的功效。

然而,这是不可能的。

首先,精油要想到达卵巢,必须透过皮肤,进入皮下毛细血管,流向静脉,奔向右心房、右心室,经过肺循环,携带足够的氧气,再通过左

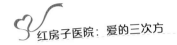

心室泵向动脉系统，然后这血才有可能流向卵巢……

其次，精油能从皮肤直接渗透到卵巢吗？你知道腹壁有多厚？有多少层组织？假设可以有一部分精油直接穿透皮肤，再接着穿越脂肪、钻过肌肉和筋膜，接着从阔韧带跋涉到达卵巢……呵呵，可能吗？

最后，所使用的精油得对卵巢有保养的作用才行。然而到目前都没有明确的证据证明哪个药物可以有效减少卵泡的消耗，保护卵巢功能、延缓衰老，所以你还确信美容院的所谓"保养精油"能达到保养卵巢的效果吗？

三、卵巢病了，给予最好的保护

① 卵巢囊肿

卵巢囊肿的患者，很多时候不得不手术。剥除的过程，多少会带走一部分正常的卵巢组织，那么手术的医生就要很仔细，尽量找准界限，减少正常卵巢组织的损失。

囊肿剥除后，卵巢的创面会出血，这时候止血的方式选择也很有讲究，出血不止住不行，但也不能拼命用电凝止血，因为电凝也会烫伤周边的卵泡。只有比较明显的出血点才需要，或者可多用缝合的方法止血。

② 卵巢恶性肿瘤

有些女性在比较年轻的时候就患上卵巢恶性肿瘤，如果是极早期，病理类型又比较好的话，可以考虑保留生育功能，也就是保留另一边正常的卵巢，这是最大限度地保留了卵巢的功能。

很多恶性肿瘤需要化疗，化疗药物几乎是无差别地好坏统统乱杀一气。卵泡里的很多细胞都很脆弱，尤其是生长中的卵泡，很容易被杀死。因此，化疗药不可避免对卵巢有副作用。近年来，医生发明了一个方法，在化疗的时候提前使用 GnRH－a，让卵泡休眠，临时保护卵巢，这样可以减少化疗药对卵巢功能的毒害。

我们常说，妇科医生要有卵巢保护的意识，尽可能地减少对卵巢正常功能的伤害。这是对患者最好的保护。

题目自测

抽烟不影响卵巢功能，这句话对还是错？

A．对　　　　　　　　B．错

作者介绍

邹世恩　复旦大学附属妇产科医院妇科内分泌与生殖医学科副主任，主任医师。

专业擅长：妇科良恶性肿瘤微创治疗，包括子宫肌瘤、卵巢囊肿、宫颈癌和不孕症等单孔和传统腹腔镜手术；卵巢功能异常相关疾病，包括多囊卵巢综合征、卵巢早衰、绝经综合征和月经失调等疾病诊治。

答案：B

PART

03

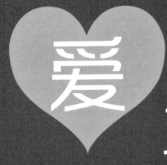爱 的第三站：
卫护子宫

子宫肌瘤是最常见的
妇女肿瘤，
要和肉瘤区别

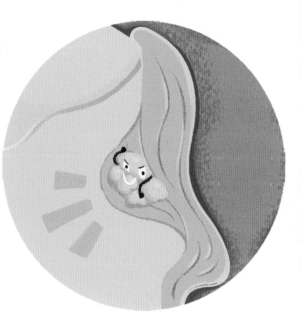

肌壁间肌瘤

浆膜下肌瘤

黏膜下肌瘤

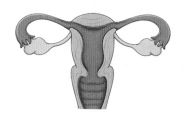

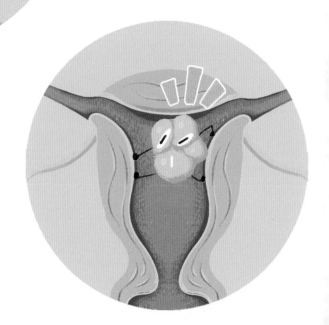

世界上最珍贵的"房子"

　　子宫是孕育胎儿的器官,是受精卵着床、发育成胎儿的地方,可以说是这世界上最珍贵的"房子"。子宫位于盆腔中央,形状像一个倒置的梨,下面我们就一起来了解一下子宫。

一、子宫的精密结构

　　子宫分子宫体和宫颈两部分。子宫体自内向外由子宫内膜层、肌层和浆膜层3层构成。子宫内膜衬于宫腔表面,受卵巢性激素影响,发生周期变化而脱落,功能层随着出血而排出,就是我们所说的月经。子宫肌层较厚,常见的良性妇科肿瘤——子宫肌瘤就是从这个部位发生的。子宫浆膜层覆盖于子宫体底部及前后面。

　　子宫颈是连接子宫体和阴道的"通道",主要由结缔组织构成,颈管表面覆盖高柱状上皮,突出阴道部分表面由鳞状上皮覆盖,两种上皮交接的鳞柱交界部位是宫颈癌的好发部位。

二、注意子宫有这"六怕"

① 怕反复人工流产

　　人流手术本身就有造成子宫穿孔、大出血、感染、宫颈裂伤等风险,远期还可以造成宫颈或宫腔的粘连、慢性盆腔炎、月经失调、痛经、

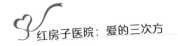

子宫内膜异位症、继发不孕不育。在短时期内多次流产或不正规流产对子宫损害很大。

② 怕长期腹压高

长期便秘、咳嗽会引起长期腹压升高，也会伤害子宫。由于腹压升高会对子宫、膀胱和直肠以及盆底肌肉筋膜产生向下的压力，尤其对于年长女性，盆底肌肉支撑强度下降，就可能出现子宫脱垂。

③ 怕身材肥胖

要知道体重超过正常标准的 15％，发生子宫内膜癌的危险性足足增加 3 倍。"富态"的人脂肪多，脂肪组织中有种物质叫"芳香化酶"，这种物质通过一系列反应会使血浆中雌酮水平增高，造成子宫内膜处于长期增生的状态。其中有少数运气特别不好的人，最终发展为子宫内膜癌。

④ 怕性生活不卫生

不洁性生活时，病原体可经阴道、宫颈进入子宫腔内，引起子宫内膜感染，而男性包皮中的污垢对宫颈的刺激是引起宫颈癌的因素之一。所以，安全的性生活永远都是两个人的事。

⑤ 怕性生活混乱

同时有多名性伴侣，或未成年便过早开始性生活，这些都是宫颈癌的高危因素。

⑥ 怕忽视产前检查

定期进行产前检查，可以帮助孕妈妈密切监控宫腔内的胎儿生长发育情况，也能有效避免难产、产道损伤、剖宫产，甚至子宫破裂等。

三、如何守好"房子"的大门

如果说子宫是世界上最珍贵的"房子"，那么宫颈就相当于这"房子"的"大门"。在宫颈管中有一个很重要的"守门人"，就是宫颈黏液栓，这个胶冻状的栓子是碱性的，含溶菌酶，在正常情况下，它能够起到抵御外来病原物入侵的作用。但是，当人流、刮宫等操作损伤了栓子，或病原物过于凶猛时，这道自然防线就会被突破。

 小黑板

　　子宫是女性重要的生殖器官，产生月经，孕育胎儿。

　　正常的月经周期受雌激素和孕激素的调节。若出现月经失调，应引起重视，尽快就医。

 题目自测

1. 子宫是_____器官。

　　A. 排卵　　　　　　　　B. 孕育胎儿

　　C. 产生月经　　　　　　D. B、C 都是

2. 人流可能造成的危害：

　　A. 穿孔　　　　　　　　B. 大出血

　　C. 感染　　　　　　　　D. 以上都是

作者介绍

　　李　昕　复旦大学附属妇产科医院妇科内分泌及生殖医学科副主任、主任医师、副教授、硕士生导师。

　　专业擅长：各类月经失调及不孕不育的诊治，包括生育相关微创手术。

　　刘　欣　复旦大学附属妇产科医院主治医师，擅长妇科常见病

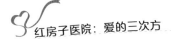
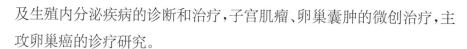

及生殖内分泌疾病的诊断和治疗,子宫肌瘤、卵巢囊肿的微创治疗,主攻卵巢癌的诊疗研究。

陈　曦　复旦大学附属妇产科医院主治医师,擅长妇科常见病及生殖内分泌疾病的诊断。

答案: 1. D;2. D

子宫内膜冒"痘痘"了

小林 27 岁,结婚 2 年一直未能怀孕,近 1 年无明显诱因出现不规则阴道出血。月经干净没几天便出现断断续续不规则流血,伴有褐色分泌物,或者月经期经量增多,遂来门诊寻求病因。小林原本以为只是简单的内分泌失调引起的月经失调,最后经过一番检查,被诊断为子宫内膜息肉。小林听后一下就慌了,自己从来没有怀过孕,也很注意个人卫生,怎么就得了子宫内膜息肉呢?

子宫内膜息肉是妇科常见病之一。子宫内膜息肉就像子宫内膜长出来的"小痘痘",是子宫内膜局部过度生长的表现。目前在临床通过超声可以发现绝大部分子宫内膜息肉,同时结合病理检查结果,判断组织学性质,最终可做出诊断。

一、会导致不孕吗? 会恶变吗

目前子宫内膜息肉与不孕的因果关系尚无定论,但是不孕的

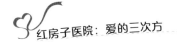

女性中发现子宫内膜息肉的概率的确更高。切除子宫内膜息肉后，不孕女性自然受孕或借助辅助生殖技术怀孕的成功概率可能会增加。

子宫内膜息肉大多属于良性病变，但存在一定的恶变概率。导致子宫异常出血的息肉，通常恶变的可能性较低，如果同时使用他莫昔芬，子宫内膜息肉恶变的风险会增加。更需要值得注意的是，如绝经后妇女出现异常子宫出血，该类患者息肉恶变率增高，要注意排除恶变可能。

二、如何消灭它

当有以下情况时，需要及时处理：①有临床症状，如月经不调；②有恶变可能，如绝经后女性因子宫内膜息肉出现不规则阴道流血；③不孕症女性；④辅助生殖需求者，准备移植前。

1. 期待疗法：小的子宫内膜息肉（直径＜1 cm）有可能自发消退，随着月经来潮，部分或全部脱落。如果根据个体情况，考虑恶变可能性低，可以选择不加干预的期待疗法。

2. 药物治疗：子宫内放置左炔诺孕酮宫内缓释系统，或使用孕激素类药物或 GnRH－a 药物。

3. 手术治疗：宫腔镜息肉切除是有效的诊断和治疗手段。安全性高，恢复快，不伤及子宫肌层，对子宫内膜破坏小，宫腔粘连的风险很低。同时还可以活检，取组织判断病理结果，排除恶性。这个手术一般时间比较短，通常采用麻醉时间较短的静脉麻醉。患者一般不会有太大的不适感。术后可口服孕激素类药物或放置曼月乐节育器，预防子宫内膜息肉复发。

小黑板

　　子宫内膜息肉好发于育龄期和绝经后女性,临床表现以子宫不规则出血、腹痛、白带异常、不孕等为主。本病容易复发,手术后应定期复查,每 3 个月复查一次。对无症状者,不必反复手术治疗。

 题目自测

1. 诊断子宫内膜息肉的金标准是:

　　A. 超声　　　　　　B. 宫腔镜下活检　　C. 诊刮

2. 绝经后妇女出现阴道流血无需看医生,对吗?

　　A. 正确　　　　　　B. 错误

作者介绍

　　王　凌　复旦大学附属妇产科医院教授,主任医师,博士生导师。

　　专业擅长:中西医结合治疗不孕症、反复自然流产、更年期综合征、子宫内膜异位症、卵巢早衰、多囊卵巢综合征、经前期紧张症、月经失调及女性生殖系统炎症等,擅长以西药联合中医药防治多种妇科疑难疾病。

答案: 1. B;2. B

内膜不均、增厚、占位要紧吗

李女士去年体检时，B超报告显示"子宫内膜7mm"，医生说没事。可今年体检时，B超提示"内膜欠均"，建议妇科就诊。李女士不放心，次月到医院复查，复查B超提示"宫腔占位"，医生建议做一个宫腔镜。这可吓坏了李女士，去年还是好好的，今年怎么就出问题了？是不是长息肉了呀？会是癌吗？做宫腔镜能解决问题吗？

李女士的困扰是很多女性经常遇到的问题，内膜不均、宫腔占位、内膜增厚，到底要不要紧，总会让大家搞不清楚，下面就来理一理这"亲戚关系"。

一、正常的子宫内膜经常变化

在B超下，正常的子宫内膜回声比较均匀，内膜厚度随着月经周期而发生生理性变化。也就是说，子宫内膜的厚度本身就随着月经周期不断"生长-增厚-脱落-变薄"。在月经刚干净时，双层子宫内膜厚度一般来说在 5 mm 以下，排卵前增厚到 8 mm 左右，排卵以后到月经来潮之前可以达到 14～16 mm。

不过，这也只是绝大部分女性的情况，很多人有着自己的内膜生长特点。对于年轻的小姑娘（包括没绝经的），单纯的内膜增厚，并不能够说明多少问题。而绝经后的女性内膜一般是比较薄的，不会超过 5 mm。

但是，如果 B 超提示"内膜欠均"或者"宫腔占位"，事情可能就没那么简单。

二、宫腔占位、内膜欠均，是息肉吗

如果宫腔里长了异常的东西，内膜就会发生变化，B 超就会提示宫腔占位或者内膜欠均。前者可能是异常组织突出内膜，后者是异常组织隐匿在内膜层内。这些变化有可能是良性组织引起的，比如子宫内膜息肉、子宫黏膜下肌瘤、粘连带、妊娠物残留等；也有可能是恶性病变，如子宫内膜癌前病变（不典型增生），甚至子宫内膜癌或癌肉瘤等造成的。

一般临床医生会通过症状和 B 超预测占位的性质，比如有月经量明显增多，并且 B 超提示宫腔内中低回声多为子宫黏膜下肌瘤，而中高回声可能是内膜息肉等。不过，是良性还是恶性，最终确诊还是需要宫腔镜检查＋病理检查。

三、内膜不均，一定要做宫腔镜吗

如果月经一直很规律，很正常，偶然一次检查发现子宫内膜不均或是宫腔小占位，可以考虑密切随访。观察 2～3 个月经周期，待月经干净后复查 B 超，看是否自行恢复正常。

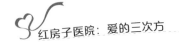
如果伴有月经淋漓不净等异常子宫出血的临床表现，或是持续存在的宫腔占位、子宫内膜不均，一般是建议宫腔镜检查。宫腔镜可以大致判断宫腔是否有异常，内膜是否有病变和占位的性质。宫腔镜医生会把占位切除，进行病理切片做确诊。既可以全面检查、确诊，同时还可以进行治疗。所以，宫腔镜确诊地位难以取代。

比如，上面提到的李女士就是最终通过宫腔镜确诊肌瘤的。

如果病理报告是良性，如子宫内膜息肉，做宫腔镜的时候就能取出息肉，后面要依情况预防、降低内膜息肉的复发，主要包括用短效口服避孕药或宫腔内缓慢释放左炔诺孕酮。如果病理报告是恶性疾病，一般需要进一步手术治疗。当然如果是很早期的子宫内膜病变，也是可以考虑保守治疗的。

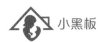 小黑板

不管是子宫内膜不均，还是宫腔占位，都代表宫腔内可能有异常，需要引起注意。如果持续存在或者伴有异常子宫出血等症状，或有子宫内膜病变的高危因素（如高血压、肥胖等），建议宫腔镜手术，明确宫腔内是否有病变。

 题目自测

1. 子宫内膜占位就是子宫内膜息肉吗？

    A. 是   B. 不是

2. 子宫内膜不均是否代表子宫内膜一定有病变？

    A. 是   B. 不是

作者介绍

陈丽梅 复旦大学附属妇产科医院副主任医师。

专业擅长：宫腔镜手术、宫颈 HPV 感染相关疾病的诊治。

答案：1. B；2. B

绝经后阴道流血的 N 种可能

张阿婆绝经多年，一天突然发现"月经"再次造访，以为自己重返青春，还跟小姐妹们私下开玩笑说"老来红"。万万没想到，一段时间后在一次单位组织的体检中，被查出子宫内膜出了问题，医生让赶紧做诊刮，搞不好可能是癌症。张阿姨被彻底吓傻了。

一、麻烦的绝经后阴道流血

事实上，绝经后因为卵巢功能停止，没有了雌、孕激素的周期性变化，子宫内膜也不会发生周期性脱落出血，因此不会再有月经的出现。因此，若是在绝经以后再有出血发生，一定要警惕，因为这是女性生殖系统出现异常的信号。

由于阴道、宫颈、子宫是相通的，所以虽然血是从阴道流出，但病变部位可能是子宫、宫颈、阴道、输卵管等其他生殖器官。此外，膀胱、尿道、肛门、直肠等邻近器官的出血也可能会被误认为阴道出血。因此，发生阴道流血后，判断出血部位很重要。

二、阴道出血的原因具体有哪些

绝经后因为体内雌激素过少，引起子宫内膜和阴道黏膜萎缩，萎缩的组织之间互相摩擦会导致慢性炎症反应，例如慢性子宫内膜炎、老年性阴道炎等，进而导致少量阴道出血或点滴出血。

除了慢性炎症，其他良性的疾病，例如息肉、子宫内膜增生等也是引起绝经后阴道出血的原因。这类疾病主要是由于子宫内膜的增生引起的，异常的雌激素水平可能是主要原因。

子宫肌瘤、子宫腺肌病等良性疾病，理论上来说，也是有可能引起绝经后阴道出血的。但是由于绝经后激素水平下降，发生阴道出血的概率会大大降低。

除了上述良性疾病之外，引起绝经后阴道出血的最常见原因就是子宫的恶性肿瘤了。肥胖、未生育的老年女性发生子宫内膜癌的风险更高。

三、怎么判断阴道流血是不是子宫内膜癌

当出现绝经后出现阴道流血时，应积极前往医院进行妇科检查了解一下，出血是来自阴道，还是宫颈，还是宫腔。

如果来源于阴道，最常见的疾病可能是老年性阴道炎，妇科检查通过窥器打开阴道检查即可发现。

如果来源于宫颈，可能是宫颈息肉或者宫颈癌变。这需要进行细胞学检查、HPV 检测或宫颈活检等来确诊。

如果出血来源于宫腔，就需要进一步检查了。一般来说，通常需要先做一个妇科 B 超，了解宫腔内的情况，检查子宫内膜的厚度和其他异常情况。绝经后子宫内膜厚度一般不会超过 5 mm，如果 B 超发

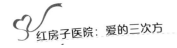

现内膜超过 5 mm 或者有其他异常回声,就需要进行诊断性刮宫或宫腔镜检查来取组织进行病理检查。

有条件的情况下,医生会建议行宫腔镜检查。这是因为,诊断性刮宫可能无法刮出所有内膜进行病理检查,容易漏诊;而宫腔镜则是医生通过内镜直视宫腔,如果发现异常病灶,可同时取活检进行病理检查,相对来说更为精确。此外,如果是子宫内膜息肉,宫腔镜可在检查的同时达到治疗的目的。

四、如果真的是子宫内膜癌怎么办

子宫内膜癌是最常见的女性生殖道肿瘤之一,好发于围绝经期和绝经后女性。随着我国社会的发展和经济条件的改善,子宫内膜癌的发病率亦逐年升高。子宫内膜癌的最常见症状就是阴道流血,其他的症状还包括阴道排液、子宫增大、盆腔疼痛等不适。

肥胖,患有糖尿病、高血压的女性发生子宫内膜癌的概率比较高。此外,有多囊卵巢综合征病史,或单独补充外源性雌激素的围绝经期女性和未生育的女性也要当心了,你们都是子宫内膜癌的高危人群,当出现绝经后出血的时候,切记一定要来医院检查。

不过,如果真的诊断为子宫内膜癌,也不用觉得世界末日来临。虽然是癌症,但绝大多数子宫内膜癌出现症状时都处在早期阶段,只要及时发现,完全可以通过手术治愈。

如果不幸患上子宫内膜癌,手术还是首选的方法。Ⅰ期子宫内膜癌可以通过手术切除子宫和双侧输卵管卵巢来治疗,手术可以通过腹腔镜或者开腹、经阴道等方式完成。Ⅱ～Ⅳ期的患者也可根据不同的类型和期别进行手术结合放化疗进行综合治疗。

小黑板

　　绝经后阴道出血,来源很多,虽然多数是良性疾病引起,但一定要警惕存在子宫内膜癌的可能性。

　　出现了绝经后阴道出血,不用过分紧张,也不能讳疾忌医,去医院做个检查,明确出血的原因是非常必要的。

题目自测

1. 绝经后阴道出血,一定是子宫内膜癌吗?

　　A. 是　　　　　　　　　　B. 不是

2. 绝经后阴道出血要做哪些检查?

　　A. 妇科检查　　　　　　　　B. 宫颈癌筛查

　　C. 子宫内膜检查　　　　　　D. 以上都是

作者介绍

　　陈守真　复旦大学附属妇产科医院副主任医师。

　　专业擅长:妇科各种良恶性肿瘤,癌前病变的诊治。具有妇科四级手术资质,擅长良恶性肿瘤的手术治疗,较早将单孔腹腔镜应用于各种良性肿瘤治疗,对妇科常见恶性肿瘤的治疗具有一定心得。

答案: 1. B;2. D

3个秘笈，让子宫内膜癌手术不再可怕

张姐刚过不惑之年，长得珠圆玉润、体态丰盈，是微胖界的资深美女。上星期，一向月经不准的张姐去当地医院做了个检查，可结果如同晴天霹雳，子宫内膜活检报告上白纸黑字："子宫内膜癌"！医生说要切子宫、切卵巢，还要切肚子里从上到下、从左到右的一大串淋巴结，开完刀肚子上要插好几根管子。多大一个手术啊！这得住多久的医院？广场舞啊，青山绿水啊，永别了！

张姐后来到上海做了手术。手术后两个星期过去了，正在大家为张姐扼腕叹息时，光彩照人的张姐竟然溜溜达达又出现在小区里！"啥？手术早做好了？""就住了3天院？""跟没事儿人似的？"邻居们觉得不可思议。明明是癌症，怎么3天就出院了？

尽管子宫内膜癌被誉为佛系癌症、可逆转的癌症，但毕竟是恶性肿瘤，是什么秘笈让大手术变得那么"轻松"呢？

秘笈 1——前哨淋巴结定位活检：不漏过一个，也不错杀一千

淋巴结转移是子宫内膜癌重要的转移途径之一。所以，以前为了避免漏检，无论疾病早晚，所有子宫内膜癌全部要做盆腔淋巴结清扫，还有的要一直清扫到腹主动脉。这就意味着，肚子里一大半大血管周围的淋巴结都要被切掉，不仅手术时间长、风险大，更糟糕的是，由于淋巴结、淋巴管被齐齐断了，两条腿和下腹部的淋巴液没有了回流的主干道，很多患者下半生都要忍受大腿和下腹水肿的痛苦。裙子不能穿也就算了，一条腿比另一条腿粗了两圈儿，连左右脚的鞋子都差了 2 个码；而且一条腿永远是麻麻胀胀的，有时都怀疑是不是自己的腿。

然而，所有子宫内膜癌患者里，真的有淋巴转移的最多不过 10%，90% 以上的早期患者根本没必要清扫淋巴结。而且，那些没有转移的淋巴结，其实是身体的一个个"小卫兵"，承担着保卫身体的重任。但是，不清扫的话，谁又能保证自己就是那幸运的 90% 呢？

前哨淋巴结是最有可能发生转移的第一站淋巴结，精准的荧光显影前哨淋巴结定位活检技术的出现，使得"错杀一千"的悲剧不用重演。大量研究证实了前哨淋巴定位活检对发现子宫内膜癌转移淋巴结具有高度的敏感度（91%～100%）和阴性预测值（98%～100%）。简单来说，如果前哨淋巴结没发现转移，99% 的可能性这位患者真的没有淋巴结转移。在国际先进的荧光显影前哨淋巴定位技术加持下，手术时更是有了荧光的指引，手术医生可以轻松地定位前哨淋巴结，并进行精准活检，除了活检的 2～4 个前哨淋巴结以外，其他"小卫兵"们都可以安全地保留下来。

整个过程 5～10 分钟完成，既缩短了手术时间，也大大降低了手术创伤。

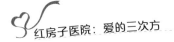

秘笈2——保留卵巢：治好癌症，保住"青春"

明明是卵巢分泌雌激素造成的子宫内膜癌，切了子宫竟然可以留着卵巢？是的！研究显示，对于早期、复发风险低的年轻内膜癌患者，保留卵巢并不增加患者的复发和转移风险。同时，保留卵巢内分泌功能，能够有效地维持骨密度、降低心血管疾病的发生风险。对于年轻患者来说，保留卵巢太重要了！没有了子宫，还可以忍，顶多不能生娃、不来月经了。没有了卵巢，会马上进入绝经状态，潮热、出汗、失眠、易怒、骨质疏松……

在医生的仔细评估下，对于确实低危的年轻患者，在充分知情同意下可以小心地保留卵巢。这就是张姐做完手术，依然红光满面、光彩照人的小秘密。

秘笈3——快速康复：早拔管、早活动、早喝水

手术可是一件大事，开刀前饿肚子，还要灌肠，灌得"稀里哗啦"，开好刀后床上躺三天，身上插着引流管、导尿管……还得天天吊水。

不过，在先进的外科快速康复理念中，这些统统成了老黄历！目前，很多医院在手术前后采用各种已经证实的有效方法来减少手术患者的应激反应及并发症，加快康复速度。具体措施包括联合麻醉、护理，减少因为肠道准备带来的胃肠道不适，减轻手术疼痛，术后鼓励早活动，尽早拔除引流管，使患者快速康复。

举个例子，手术当天早晨还能吃早饭，手术前两小时还能喝水，手术后两小时清醒了就能进食。术后第一天一早就拔了导尿管，要起床遛弯儿，下午就拔引流管，无管一身轻，第二天就活蹦乱跳地出院啦！

话说回来，毕竟是恶性肿瘤，安全是根本前提。医生会对患者进

行全方位多角度评估,根据患者具体情况制定最佳诊治方案,并且在手术中全程无瘤操作,尽可能降低或去除可能导致肿瘤复发或转移的危险因素。

 小黑板

　　子宫内膜癌开刀可怕吗? 答案是：一定没有你想象的可怕!

　　首先,利用精准的荧光显影技术,对于早期子宫内膜癌患者,将最有可能发生转移的第一站淋巴结,即前哨淋巴结进行活检,代替盆腔淋巴结清扫,安全方便少创伤。

　　另外,对于确实低危的年轻患者,在充分评估和知情同意下小心地保留卵巢,可以大大提高患者术后的生活质量。

　　最后,痛苦的肠道准备已经成了"老黄历",快速康复理念让你三天出院,少痛苦。

1. 子宫内膜癌淋巴转移的发生率是：

　　A. 小于 10％　　　　　　　　B. 10％～30％

　　C. 30％～50％　　　　　　　D. 大于 50％

2. "快速康复理念"具体措施包括?（多选题）

　　A. 联合麻醉、护理

　　B. 减少因为肠道准备带来的胃肠道不适

　　C. 术后鼓励早活动

　　D. 尽早拔除引流管

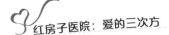

作者介绍

陈晓军 复旦大学附属妇产科医院主任医师，博士生导师。

专业擅长：子宫内膜癌及癌前病变保留生育功能治疗，以及内膜病变、宫体肿瘤、妇科恶性肿瘤、盆底功能障碍、妇科常见多发病的诊治。

答案：1. A；2. A、B、C、D

当子宫要被全部切除

45 岁的王女士一直都有痛经,而且越来越严重,刚开始吃止痛片还有效,到后来连止痛药都不管用了。到医院检查,医生做了妇科检查后说子宫明显增大,已经有怀孕 3 个月那么大了。结合她不但痛经而且经量还很多,偶尔有头昏眼花,建议切除全子宫!

王女士吓得不轻,还要切子宫?切除了子宫会变成"男人"吗?手术后要躺多久啊?还有,以后和老公还能过夫妻生活吗?这些问题一直都困扰着王女士,让她迟迟不能下定决心。

让我们来充分了解下最常见的妇科手术——全子宫切除术的来龙去脉。

一、是要开膛破肚还是微创进腹

全子宫切除有两种手术方式,一种是传统的开腹手术,另一种是

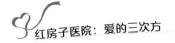

微创手术。具体选择哪种，要根据患者的具体病情、子宫大小和形状、周围粘连情况以及手术医生的技术能力等各方面因素决定。不过宗旨只有一个，那就是保证患者安全。腹腔镜和开腹手术的切除范围是一样的，不存在微创手术切除不干净的问题。

二、切了子宫会变成"男人"吗

很多患者担心切除了子宫，雌激素就没有了，"就会像男人一样了"。真是这样吗？

事实上并不是。子宫的功能最重要的有两个，一是月经来潮，二是孕育宝宝。分泌激素不是子宫的职责，而是卵巢的功能。

绝经后的患者，由于卵巢功能本身就已经衰竭，而且绝经后卵巢癌发病率增加，医生一般会建议在切除子宫时一并预防性切除输卵管和卵巢。对于绝经前、卵巢还有功能的患者，只要卵巢没有病变，医生是不会切除卵巢的。

显而易见，只要卵巢还在，分泌性激素的功能就会保留，自然不用担心切了子宫以后变"男人"了。当然，切除子宫后对卵巢的血供还是有一点点影响的，其结果就是卵巢功能有可能提早衰退。

三、切除子宫会影响夫妻生活吗

在全子宫切除术中，因为仅切除宫颈，阴道并没有缩短，所以对性生活并无多大影响。不过如果是广泛全子宫切除术，由于部分阴道壁被切除，导致阴道缩短，确实会对夫妻生活产生一定影响。

因为阴道顶端的伤口愈合需要时间，通常我们建议手术3个月以后再考虑性生活。

四、子宫切除后短期内需要注意什么

子宫切除术后3个月内，一般要注意的事项有：

1. 预防伤口感染：要保持伤口的干燥与清洁，避免感染，必要时可用消毒药清洁。如果伤口出现红肿、疼痛或渗液，或者阴道一直有脓性分泌物，就要及时到医院就诊。

2. 导尿管护理：对于全子宫切除术的患者，出院前会拔除导尿管。但接受广泛全子宫切除术的患者，大多数需要带着导尿管回家，这就需要注意导尿管的护理，如保持外阴清洁、每周更换两次集尿袋。此外，还需要注意观察导尿管引流出来的小便情况，如果变得浑浊，就可能出现了尿路感染；如果几个小时内一点小便也没有，就很有可能是导尿管堵塞了，这些都必须及时到医院处理。

3. 阴道少量出血或排液：由于子宫切除术后需要用可吸收的肠线缝合阴道顶，所以在阴道顶伤口愈合以及肠线溶解过程中，可能会出现少量阴道血性分泌物或排液，有时甚至还会有线头掉下来。这是正常的愈合过程，一般会持续至术后2～3周，不必担心。

4. 下腹或伤口隐痛：如果没有发热、下腹针刺样疼痛、阴道脓性分泌物等不适的话，一般没啥大问题。毕竟是手术嘛，总得有个慢慢恢复的过程。

5. 阴道大量出血：如果出现比月经量还多的阴道出血，必须立即到医院就诊。

6. 阴道里有肿块掉出来：出现这种情况，必须马上去医院！

术后一个月应到医院复查，请医生看看恢复情况。同时，应根据病理报告等情况决定是否需要后续治疗。

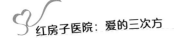

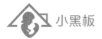 小黑板

全子宫切除是妇科最常见的手术之一，术前需准确评估，明确手术入路方式。术后不会变成"男人"，不做广泛全子宫切除者对夫妻生活也无明显影响，术后需注意伤口愈合情况，定期复查。

题目自测

1. 全子宫切除是否建议同时切除双侧输卵管？

    A. 是   B. 否

2. 全子宫切除术后是否会变成"男人"？

    A. 会   B. 不会

（陈晓军）

答案：1. A；2. B

子宫内膜增厚还搞"年龄歧视"吗

  这天门诊,23岁的姑娘晓琳和58岁的云阿姨都在等候区等待,一个拿到的是15号,一个是16号。因为准备看的是同一位医生,就交流了两句,发现两个人居然是同一种情况。原来,她们都在体检时B超检查出"子宫内膜增厚",晓琳的B超单上写着子宫内膜10mm,云阿姨是8mm,所以两人便做进一步检查。

  很快,晓琳被叫了进去,医生详细问了她一些月经、平日服药以及家里面有没有人得癌之类的情况,问清之后就告诉她没啥事,等下次月经干净后来复查个B超就行。晓琳高兴地准备回家,看见门口的云阿姨就说:"阿姨,医生说我没啥事了,我走了啊!"

  云阿姨正在门口想着等会要去接孙子放学,一听"没事",就在门口问医生:"医生啊,我也是子宫内膜增厚,没什么事我就不看了吧,能不能给我退个号? 我等下还要去接孙子。"

  医生抬头一看云阿姨,心里"咯噔"了一下,喊道:"阿姨你绝经了吗? 先别走,B超单给我看一下。"当看到B超单上写着的子宫内膜8mm时,连忙让云阿姨坐进诊室,详细问诊,神情越来越凝重……

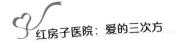

之后的剧情犹如过山车一般，医生告诉云阿姨不能排除"子宫内膜癌"的可能，让云阿姨做了诊断性刮宫，诊刮报告提示为"子宫内膜不典型增生"，即为子宫内膜癌的癌前病变。

医生告诉她，诊刮诊断为子宫内膜不典型增生的患者中，有可能同时合并子宫内膜癌，只是因为没有刮到内膜癌病灶而漏掉。由于云阿姨已经绝经，医生建议她还是手术切除子宫更保险。云阿姨和家人思量再三，决定听从医生的建议，做了"全子宫+双附件切除"，术后病理检查果然发现了内膜癌病灶，云阿姨一家庆幸不已。

同是"子宫内膜增厚"，一个没事，一个就成了癌。这是怎么回事呢？

一、"年龄"还真是个问题

人们常说，身高不是距离，年龄不是问题，但是在很多妇科疾病上，"年龄"还真是一个大问题。比如"子宫内膜增厚"这种情况，有没有绝经、有没有生育、是小姑娘还是老阿姨，无论在诊断还是治疗上，都是有很大区别的。

首先，给姑娘们发一颗定心丸。年轻小姑娘、绝经前妇女若出现子宫内膜增厚，并不能说明多少问题！这是因为，育龄妇女的子宫内膜，本身就会有一个周期性的"生长-增厚-脱落-变薄"过程，这是在卵巢激素的调控下完成的。在月经刚干净的时候做超声检查，双层子宫内膜厚度一般来说在 5 mm 以下。随着卵巢雌激素的刺激，内膜逐渐增厚，在排卵前达到 8 mm 左右。排卵以后卵巢分泌的孕激素使内膜进一步增厚，在月经来潮之前可以达到 14～16 mm。以上仅仅是大部分妇女的情况，还有很多人的子宫内膜有自己的生长特点，也可能会比其他人稍微厚一些，这些都属于正常情况。

事实上，只要月经规则，没有异常子宫出血(就是月经失调)，没有异常阴道排液，同时排除子宫内膜癌、乳腺癌、卵巢癌家族史，没有服用他莫昔芬等可能导致内膜恶变的药物，那么，子宫内膜增厚本身不能说明任何问题！

但是，注意咱们这里定义的人群是绝经前的妇女。如果绝经以后出现子宫内膜增厚超过 4 mm，不管有没有症状都要进一步检查了！

二、检查发现子宫内膜增厚了怎么办

发现子宫内膜增厚后，还需要结合病史，在妇科检查和超声检查的基础上进行处理。

通常如果除了子宫内膜增厚以外，其他一切正常的话，我们建议下次月经刚干净时再复查一次 B 超。

注意，一定要在月经刚干净的时候做 B 超，不然内膜会在卵巢激素的作用下逐步长厚，要是时间没把握好就只能等下次月经后重来了。

如果除了子宫内膜增厚以外，还同时有异常子宫出血、排液，或者有内膜癌的高危因素，或者下次月经刚干净复查 B 超仍提示内膜增厚不均的，就需要做进一步的子宫内膜活检病理检查了。

三、病理报告提示"增生期子宫内膜"，要紧吗

宫腔镜检查看到子宫内膜呈息肉状增生，病理报告提示增生期子宫内膜，这是子宫内膜增生还是子宫内膜息肉？

其实都不是，这就是正常的子宫内膜，千万不要看到"增生"就慌了！恰恰相反，如果看到"增生期"或"分泌期"几个字，就说明你的子宫内膜是正常的，没有出现任何不好的病理性改变。

"增生期"子宫内膜就是月经来潮后在雌激素作用下修复生长的

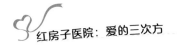

子宫内膜；"分泌期"子宫内膜就是排卵后在孕激素影响下变得松松软软的子宫内膜。"增生期子宫内膜"和"子宫内膜增生过长"是完完全全的两码事，此增生非彼增生，千万别把自己愣往"坏人圈子"里放哦！

至于宫腔镜下面看到的子宫内膜呈息肉样改变，但病理检查没发现息肉，是因为你的子宫内膜长得有点儿多，就像身上肉肉长多了，变成"米其林轮胎"一样。

四、子宫内膜增厚，但是病理检查正常，该怎么办

如果几次检查都是子宫内膜增厚，但是病理检查等都是正常的，那该怎么办？

啥也不用办！如果只是单纯内膜有些厚，但是没有其他任何症状、高危因素，病理检查也正常的话，随访即可，不需特殊处理。当然，也可以在排除应用禁忌的情况下，服用口服避孕药或者使用曼月乐环，保护子宫内膜，未尝不是一个好的选择。

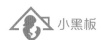 小黑板

同样的内膜增厚，绝经前后处理大不同！育龄妇女的子宫内膜，本身就会有一个周期性的"生长-增厚-脱落-变薄"过程，一般来说月经刚干净时双层子宫内膜厚度在 5 mm 以下，随后，随着卵巢雌激素的刺激，内膜逐渐增厚，直至下次月经来潮。

但是如果绝经以后，出现内膜增厚超过 4 mm，就需要进一步检查了。如果只是单纯内膜有些厚，但是没有其他任何症状、高危因素，病理检查也正常的话，随访即可，不需特殊处理。

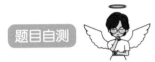

题目自测

1. 绝经后女性的子宫内膜厚度应小于多少?

   A. 3 mm

   B. 4 mm

   C. 5 mm

   D. 7 mm

2. 增生期子宫内膜是内膜病变吗?

   A. 是

   B. 不是

（陈晓军）

答案： 1. B；2. B

子宫内膜癌，能逆转的"佛系"癌症

23 岁的杨杨可谓人生美满，刚刚与心爱的男友走进婚姻殿堂，工作顺利，家庭幸福，除了"大姨妈"经常不规律以外，几乎没啥遗憾的了。这不，准备把身体调养好，要宝宝了。可是到妇产医院一检查，医生竟然说子宫内膜增厚不均，需要诊刮明确内膜有无病变。好吧，还没生娃就要刮宫，为了健康，刮就刮吧。没想到的是，刮出来病理诊断居然是子宫内膜癌！天啊！还没生娃就生癌了？要切子宫吗？还有希望生娃吗？

抱着焦虑的心情，杨杨走进了我的诊室，我告诉她，有些癌啊，佛系！能有希望生娃！是吗？太令人惊喜了，这是怎么一回事呢？癌还有"佛系"的？

子宫内膜癌在癌症家族中，可谓是一"老实孩子"。它不疾不徐——病情逐渐进展，不遮不掩——症状明显，不温不火——可以用药物逆转病灶。不信？且看解读。

"佛系"特点一：不疾不徐

相较于其他癌症的来势迅猛，"佛系"的子宫内膜癌则是不疾不徐、不慌不忙，病情是逐步进展的。

在发展为子宫内膜癌之前，有相当一段时期子宫内膜处于"子宫内膜增生"的状态，包括子宫内膜单纯性增生、子宫内膜复杂性增生和子宫内膜非典型增生。

也就是说，子宫内膜病变的发展有一个过程，并不是一下子就得癌了。如果能及时发现苗头，便可以早发现、早治疗。

"佛系"特点二：不遮不掩

子宫内膜癌这"老实孩子"其实挺坦诚的，不光来之后不会遮遮掩掩，在来之前，也就是"子宫内膜增生"时期，也会让身体发出各种信号来告诉你：我可能快来了，你要当心啊！

1. 月经不规则。不论是月经周期、经期、经量，只要有一样跟平时一贯的情况不一样都算。并且不止发生一次，而是连续几个月都有类似情况。

2. 月经间期出血，或者排卵期出血。

3. 月经刚干净时复查 B 超提示内膜增厚或者不均，或者有异常占位。并且在服用孕激素撤退出血后复查 B 超仍然提示内膜增厚不均或者占位。

4. 有异常阴道排液。

5. 绝经后妇女有阴道出血、排液或者 B 超提示子宫内膜增厚不均或占位。

6. 有子宫内膜癌的高危因素，如内膜癌家族史、肥胖、糖尿病、乳腺癌患者服用他莫昔芬等，也需定期进行妇科检查。

如果出现以上这些情况，就应该提高警惕，及时到医院就诊，看看是否存在子宫内膜病变，防患于未然。

"佛系"特点三：不温不火

病灶可以逆转，子宫内膜癌的"佛系"特点在这一刻得到了前所未有的体现。

不光是在增生阶段的子宫内膜病变可以通过药物逆转，哪怕真到了子宫内膜癌的阶段，经过严格筛选、精心治疗和辅助生育措施，患者也有机会保住子宫，甚至生下健康可爱的宝宝。

① **子宫内膜增生紊乱**：这是子宫内膜增生性病变的最早期阶段，也是最容易治疗的阶段。用口服避孕药或孕激素调整月经，保护子宫内膜，便能达到治疗目的。

② **子宫内膜单纯性增生过长和子宫内膜复杂性增生过长**：属于良性病变，较少概率发生癌变，一般使用低剂量孕激素后半周期治疗，如安宫黄体酮。

③ **子宫内膜非典型增生**：子宫内膜非典型增生是子宫内膜癌的癌前病变，如果不进行治疗，进展为子宫内膜癌的概率较大。一般首选治疗方案为手术切除子宫。如果有生育要求，且符合保留生育功能治疗指征，可以使用大剂量孕激素或曼月乐环进行治疗。

④ **子宫内膜癌**：如果子宫内膜病变已经发展到"癌"的程度，那么首选治疗方法是手术切除子宫及双侧输卵管卵巢，如果同时存在危险因素，还需行盆腔和/或腹主动脉旁淋巴结清扫术。

但子宫内膜癌"佛系"的一面给了很多有强烈保留生育功能愿望的患者一线"生机"——经过严格的筛选，在医生的严密监测下，采用大剂量孕激素进行治疗，有机会实现子宫内膜癌的逐步"逆转"。医生们会根据患者的具体情况制定个体化的治疗方案，一般治疗 6～9 个月，绝大部分患者能够完全缓解。

当然，坦率地说，由于子宫内膜癌患者一般存在卵巢排卵功能障碍、子宫内膜病变治疗导致的内膜损伤等因素，并不是所有子宫内膜癌患者保留生育功能治愈后都能成功地怀孕生子。

 小黑板

子宫内膜癌虽然是发病率最高的妇科恶性肿瘤之一，但它也有"佛系"的一面，这给很多有强烈保留生育功能愿望的患者一线"生机"。经过早期发现、充分评估和个体化治疗，子宫内膜癌患者有望完全逆转并成功怀孕。

 题目自测

1. 得了子宫内膜癌，还有生育的可能吗？

　　A. 有　　　　　　　　　　　　　　B. 无

2. 以下哪些属于子宫内膜癌的症状？（多选题）

　　A. 月经不规则或月经间期出血　　　B. 内膜增厚或不均

　　C. 阴道排液　　　　　　　　　　　D. 绝经后阴道出血

（陈晓军）

答案： 1. A；2. A、B、C、D

月经不调，竟是子宫内膜癌的信号

刘女士平时生活很幸福。不过，月经不调的问题一直困扰着刘女士。3年的时间里，刘女士从未有过规律的月经，但因为已经生育过孩子，并且没有其他不适，就一直拖着没就医。直到症状越来越严重，刘女士才做了详细检查，居然是子宫内膜癌！这一结果对刘女士而言无疑是晴天霹雳。

一、从月经不调到子宫内膜癌

从某种意义上说，月经，其实就是女性健康的风向标和警示灯。月经不调的原因有很多，子宫内膜癌是可能的原因之一。

相较于其他癌症的来势迅猛，子宫内膜癌发展有一个过程。在发展成为子宫内膜癌之前，有相当一段时期子宫内膜处于"子宫内膜增生"的状态，包括子宫内膜单纯性增生、子宫内膜复杂性增生和子宫内膜非典型增生。而这些既是月经不调的结果，又是继续造成月经不调的原因。

二、正常月经和月经不调

正常的月经包括周期、经期、经量的规律。所谓的规律，并非每个人都一样，而是保持自己的规律。比如，不同的人正常月经的周期是21～35天不等，有人月经是25天来一次，有人是35天来一次，只要保持这个规律，就都是正常的，并没有说一定要30天来一次。

只要是周期、经期、经量任何一项表现不规律，比如经量变多、一直滴滴答答不干净，经期前出血，长时间不来月经甚至闭经，经量减少等，都是月经不调。

学会观测自己的身体，在月经不调时及时来医院，找到原因，防患未然，这些可能比一次昂贵的美容、一次惬意的旅行更重要。

三、月经不调的原因和处理

正常月经的产生，由HPO轴控制，即下丘脑（H）→垂体（P）→卵巢（O）。下丘脑管着垂体，垂体管着卵巢，卵巢又调控子宫内膜，最后就形成了月经。简单来说，就是"脑子"管着"月经"。由于下丘脑和垂体在大脑，而卵巢和子宫在盆腔，两者中间隔着一个上半身，相去甚远，因此，它们之间还要依靠"激素"进行联络。其中任何一个环节出问题都可能导致月经不调。所以，别看小小的月经不调，其实背后的原因是很多的，治疗方法也不尽相同。

月经不调，可不是小问题，除了给日常生活带来不便，危害还有很多，严重的可能潜伏着不孕甚至癌症的隐患，因此一定要及时就医。

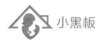

小黑板

　　月经,是女性健康的风向标和警示灯,有着规律的周期、经期和经量。学会观测自己的身体,重视健康信号,出现月经不调时应及时来医院,找到原因,防患未然,呵护女性健康。

题目自测

1. 子宫内膜癌的早期信号是什么?

　　A. 月经不调　　　　B. 白带增多　　　　C. 下腹痛

2. 月经不调,是否应该及时就医?

　　A. 是　　　　　　　B. 否

（陈晓军）

答案: 1. A;2. A

切除子宫，那宫颈和输卵管怎么办

33岁的婷婷一直月经不调，到医院看病，医生做了诊刮，提示是子宫内膜癌，做了盆腹腔磁共振检查后，医生告诉婷婷根据初步检查结果，是早期内膜癌。因为已经生娃了，首选手术治疗，考虑到婷婷年纪很轻，可以保留卵巢，建议做全子宫双输卵管切除以及盆腔前哨淋巴结切除。婷婷一听就犹豫了：只是子宫内膜癌，宫颈和输卵管是好的，为什么不能保留呢？

一、全子宫切除手术切除哪些器官

全子宫切除手术的范围是子宫体和子宫颈，常用于子宫内膜癌、宫颈癌等患者。

对于宫颈癌患者，除了非常早期的病例，一般都需要进行广泛全子宫切除，手术范围除了子宫和宫颈外，还需要一并切除子宫旁 3 cm 范围和与宫颈相连的 3 cm 阴道。这个手术范围就相当大了，是妇科最大的手术之一。

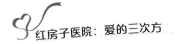

另外,近年来有越来越多的研究显示,很大一部分卵巢癌事实上起源于输卵管,所以我们一般建议在全子宫切除的同时切除双侧输卵管,以预防将来可能的卵巢癌的发生。

二、宫颈万万留不得

很多患者会问:"我能不能保留我的宫颈,就做个次全子宫切除术呢?"保留宫颈固然有它的好处,如手术损伤减少,维持盆底的正常解剖,而且因为宫颈还留着,对性生活基本没有什么影响。但是,从医疗的角度讲,残端宫颈没事固然好,一旦出问题,处理起来可就大费周章了。

比如:子宫内膜癌可能会向下蔓延,累及宫颈管的内膜或间质。又或者即使病灶没有累及宫颈,但做保留宫颈的次全子宫切除术,也可能残留部分子宫下段或内膜,导致癌灶残留复发的风险大大增加。所以说,宫颈必须随子宫而去,不能保留。

三、输卵管的去留如何选择

同样建议切除输卵管。原因有三:首先,作为连接宫腔和腹腔的通道,输卵管是子宫内膜癌转移到腹腔的最重要途径,没有之一。其次,输卵管伞端本身是卵巢癌的主要发源地之一。最后,切除子宫后,输卵管已经丧失了转运卵子和精子、孕育新生命的功能。因此,输卵管也是不考虑保留的。

四、卵巢切不切,这是个问题

因为绝大部分子宫内膜癌是雌激素依赖性的,也就是说,卵巢分泌的雌激素可能促进其生长，所以一般情况下，医生是建议同时切除双侧卵巢的。

但卵巢分泌的雌激素还有维持第二性征、减少骨质丢失等重要功能，对于一些年轻的早期子宫内膜样癌病例，在医生充分评估后，可以保留双侧卵巢。

好消息是，为这些患者保留双侧卵巢并不会导致内膜癌复发转移率增高。

五、淋巴结的切除如何把损伤缩小

淋巴结是子宫内膜癌转移的重要途径。了解有没有淋巴结转移是内膜癌分期以及手术后辅助治疗方案制定的重要依据。所以，大部分病例是需要切除淋巴结的。前哨淋巴结定位和活检是近年来出现的新技术，对于绝大部分子宫内膜癌病例，选择前哨淋巴定位活检取代淋巴清扫术是方便安全的更好的选择。

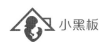 小黑板

  子宫内膜癌作为女性常见的恶性肿瘤，对于无强烈生育要求的患者来讲，首选全子宫切除术。我们建议同时切除宫颈和输卵管。对于年轻的早期子宫内膜样癌病例，在充分评估后，可以保留双侧卵巢。淋巴结是子宫内膜癌转移的重要途径，大部分病例需要切除淋巴结，以明确疾病分期和制定术后辅助治疗方案；或可考虑前哨淋巴定位活检，是方便安全的更好选择。

题目自测

1. 子宫内膜癌行子宫切除手术时,宫颈可以保留吗?

    A. 可以   B. 不可以

2. 子宫内膜癌行子宫切除手术时,卵巢可以保留吗?

    A. 都可以

    B. 都不可以

    C. 可以保留一侧卵巢

    D. 对于年轻的早期内膜癌患者,在医生的充分评估下,可以保留
        双侧卵巢

(陈晓军)

答案: 1. B;2. D

子宫内膜增生症，刮不如防

33岁的赵女士已经是"老病人"了！三年前她得了子宫内膜单纯性增生，已经刮过两次宫了。明明严格按医生的医嘱治疗好了，结果停止治疗没到半年，又出现了月经失调，经期延长。经血那叫又一个"哗啦啦"，刮宫又是子宫内膜单纯性增生。赵女士不禁开始抱怨，这个子宫内膜增生，刮了一趟又一趟了，怎么还是不见好？

一、子宫内膜增生症为什么这么难治

其实大多数子宫内膜增生症并不难治疗，关键问题不是治疗，而是预防。上面提到的赵女士这样的患者，其实在严格按照医嘱进行正规治疗后，90％以上都能够治愈。但问题是，子宫内膜增生症的病因并不在子宫内膜本身，而在于卵巢功能失调，是由于卵巢长期不排卵，只分泌雌激素不分泌孕激素，导致子宫内膜受到长期的雌激素刺激而缺少有效的孕激素拮抗，才造成子宫内膜异常增生。

临床上对子宫内膜增生症的治疗只是给予足量的孕激素，让异常

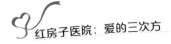

增生的内膜逆转为正常子宫内膜。请大家注意,我们只治疗了子宫内膜,但是,造成内膜增生的卵巢功能失调却没有处理。这就很好解释为什么很多患者在子宫内膜增生症治疗好停药以后,如果不给予预防措施,很快又会故态重萌,再次发生内膜增生性病变了。

二、如何预防子宫内膜增生症

① 有生育要求的妇女

对于有生育要求的妇女,促进卵巢有效排卵就是最好的预防措施。建议到生殖内分泌科就诊,接受辅助生育治疗,例如促排卵治疗等。因为这些妇女卵巢功能异常,不能有效自发排卵,才会导致子宫内膜病变,所以,即使子宫内膜病变治疗好,如果不采取有效措施促使卵巢排卵,卵巢通常还是不会自行排卵,靠自己自然受孕的概率非常小。

② 没有生育要求的妇女

对于没有生育要求的妇女,预防措施是保证有效的孕激素对子宫内膜的保护。以下一些措施可供患者根据自己的情况进行选择:

(1)周期性口服避孕药:周期性口服避孕药的好处在于可以保证规则的月经来潮,让子宫内膜规则剥脱,起到有效保护的作用。同时,口服避孕药可抑制卵巢排卵,一来可以有效避孕,二来让卵巢得到充分的休息,期望使用3～6周期后停药,卵巢功能能够恢复,重新排卵。缺点在于每个月经周期都要连续21天服用,比较麻烦。部分患者服药后胃口大开,体重增加。另外,对于有心脑血管疾病、吸烟、乳腺疾病、血栓形成倾向等问题的患者不适合。有子宫肌瘤的患者,一般口服避孕药对肌瘤没有太大影响,但应当严密随访。

(2)放置左炔诺孕酮宫内节育器(曼月乐环)。曼月乐环含有缓释左炔诺孕酮,后者是高效孕激素。放置在子宫内,药物缓释五年,使子宫内膜可逆性地高度萎缩,起到有效保护子宫内膜的作用,放置期间月经不来潮或者仅有点滴出血,尤其适用于有痛经的患者。好处在于局部使用,方便安全。缺点在于比较贵。

(3) 孕激素后半周期治疗。在月经后半周期服用孕激素 10 天,和子宫内膜单纯性增生孕激素治疗的方法是一样的。优缺点和口服避孕药相似,但不抑制卵巢排卵。

(4) 严密随访观察。部分患者因为有各种合并症或者其他一些自身原因不愿采用上面任何一种预防措施。在这种情况下,就要求患者严密观察自己的月经情况,如果超过正常月经周期仍无月经来潮,或者月经量时多时少,月经周期时长时短,都提示有异常,都要及时到医院就诊。

三、需预防多长时间

目前对于究竟要采取多长时间的预防措施没有明确的共识。除了曼月乐环可以放置五年外,一般建议口服避孕药或者孕激素后半周期治疗至少持续 3～6 个月。由于口服避孕药的安全性被广泛认可,可以持续服用更长时间。停止预防措施后,患者也需要严密观察自己的月经情况。

如果超过正常月经周期仍无月经来潮,或者月经量时多时少,月经周期时长时短都提示有异常,都要及时到医院就诊。如果患者在围绝经期发病,治疗结束后,单用孕激素治疗后月经仍不来潮,说明已基本进入绝经状态,这种情况下就可以严密随访,不需再服用药物预防了。

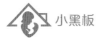 小黑板

　　子宫内膜增生症易治难防,预防复发措施必须跟上。在有预防措施的基础上,依然要坚持随访,否则疾病极易复发。

1. 子宫内膜增生症发病的根本原因在于:

　　A. 子宫内膜本身　　　　　　B. 卵巢功能不良

2. 子宫内膜增生症治愈后需要预防措施吗?

　　A. 需要　　　　　　　　　　B. 不需要

（陈晓军）

答案：1. B;2. A

子宫内膜癌喜欢"白富美"

网上流传的"星座学"里,狮子座的人喜欢和乐观的人交朋友,巨蟹座的人喜欢和需要被保护的人交朋友,射手座的人,貌似全世界都是他的朋友……今天我们要讨论的,跟星座没关系,跟"交朋友"有关。据说,有个叫"子宫内膜癌"的坏人,他专门喜欢找"白富美"下手!不信?那就往下看!

一、喜欢和"美女"交朋友

美女们先别慌!咱这里说的,是长期服用一些含有雌激素的保健品来"保养"的美女。

在门诊,时常遇到穿着考究的美美的少妇,她们长期服用雪蛤、女性保养口服液、胶原蛋白以及其他的各类保健品,恨不得每天送老公一位"新太太"。这些不规范的含有雌激素的保健品,再加上长期不规范的服用,子宫内膜病变或者乳腺的毛病就出来了!

其实,说到讲究养生,均衡饮食、适量运动、不喝酒不熬夜,都是很好的选择。而若真的卵巢早衰或有"更年期"的烦恼,不如正正经经到正规医院找医生看看,做规范的激素替代治疗,这样才是安全有益的。

二、喜欢和"富态"的女性交朋友

我们医生经常嚷嚷:肥胖、糖尿病、高血压,妥妥的催生子宫内膜

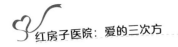

癌三联征啊！

这可不是瞎说，要知道体重超过正常标准的 15％，发生子宫内膜癌的危险性足足增加 3 倍！

年轻的小胖妹，大多是多囊卵巢综合征（PCOS）的患者。要知道，多囊卵巢综合征可是年轻子宫内膜癌的高危因素。

中年胖阿姨，她们中有 2/3 是来看内膜病变甚至内膜癌的。为啥子宫内膜癌这么喜欢"富态"的中年阿姨呢？这是因为，"富态"的人脂肪多，脂肪组织中有种物质叫"芳香化酶"。通过一系列反应，芳香化酶会使血浆中雌酮水平增高，造成子宫内膜处于长期增生的状态。其中就会有少数运气特别不好的人，最终发展为子宫内膜癌。

所以，"富态"女性要特别警惕子宫内膜癌，除了早日减肥摆脱"高危人群"称号，更要定期到妇科做相关检查。

三、还喜欢和"小白"交朋友

"小白"不是说长得白，而是对女性健康知识全然不知的"傻白甜"的"白"。

小姑娘的时候月经不调，她不担心；40 岁提前绝经了，也没关系——还省卫生巾了；50 岁绝经后又阴道不规则出血，滴滴答答，得，以为自己"老来春"了。殊不知在这些不担心、不就诊中，卵巢既没有正常排卵也没完全休息，可怜的子宫内膜一直受到雌激素刺激没有孕激素保护，不病变才怪呢！

所以月经不调真不是小事，还得来医院看看！该调月经的调月经，检查出有病变的得赶紧医治，有生育需求的，还得在逆转内膜病变后，再促排卵助妊娠。

四、喜欢和"白富美"的家人交朋友

除了"白富美"本人外，子宫内膜癌还专门喜欢挑"白富美的家人"，也就是有相关肿瘤史和家族史的人下手！"爱屋及乌"！

子宫内膜癌有一定遗传性，主要是和基因有关。有家族性子宫内膜癌、结直肠癌、卵巢癌等病史的人应当进行相应的基因检测，以尽早进行预防或干预。

被子宫内膜癌盯上可不是什么好事，知己知彼才能百战不殆。

希望大家都能警惕，远离子宫内膜癌的魔爪！和这个坏朋友说"再见！"

 小黑板

肥胖、糖尿病、高血压、月经失调无排卵的、绝经后又出现阴道流血的、有雌激素暴露时间过长相关因素的、有相关肿瘤史和家族史的，这些女性更应该定期到医院体检筛查。

 题目自测

1. 子宫内膜癌不高发于下列哪些人群？

    A. 肥胖   B. 糖尿病

    C. 高血压   D. 宫颈 HPV 感染

2. 下列哪些人群建议进行子宫内膜癌相关基因检测？

    A. 肥胖

    B. 家族性子宫内膜癌、结直肠癌、卵巢癌等病史

    C. 糖尿病

    D. 高血压

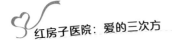

顾　超　复旦大附属妇产科医院副主任医师。

专业擅长：妇科良恶性肿瘤、妇科内分泌疾病诊治，生殖外科手术。具有腹腔镜四级手术资质，擅长腹腔镜下良恶性肿瘤、子宫肌瘤、子宫腺肌病、卵巢囊肿、不孕不育等疑难病例的手术治疗和长期管理，围绝经期及卵巢早衰激素替代治疗。

答案：1. D；2. B

前哨淋巴结，阻击"转移"的第一线

绿苑小区的大妈界最近流传着一件"怪事"。前一阵6号楼里的张大妈和12号楼的王大妈突然传出得了子宫内膜癌！哪知，患有糖尿病、高血压、又有点肥胖的张大妈仅仅过了半个月就从手术中恢复过来，而平日里风风火火犹如女汉子的王大妈，反而在家里躺了一个多月依然精神不济。

两人年纪差不多，病情也差不多，而且得病前王大妈的身体一向很好，术后情况为何会差这么多呢？直到两人拿着"出院小结"仔细比对，才发现了不同之处。原来，虽然两人都是因为子宫内膜癌切除子宫，但张大妈做的是"全子宫+双侧输卵管卵巢切除术+前哨淋巴结切除"，而王大妈做的是"全子宫+双侧输卵管卵巢切除术+淋巴结清扫术"。几字之差，术后情况竟会差这么多吗？

前哨淋巴结，对很多人来说是一个新的概念。其实说来也简单，前哨淋巴结就是原发肿瘤发生淋巴结转移所必经的第一站淋巴结。

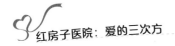

也就是说，只有"攻陷"了"前哨淋巴结"，癌灶才能通过淋巴转移到更远的地方。由此可知，只要切除"前哨淋巴结"进行检查，便可知晓患者是否有淋巴结转移。

一、为什么要做前哨淋巴结切除

传统的子宫内膜癌根治手术包括"淋巴结清扫术"，需要清扫的范围不仅限于盆腔，还经常涉及腹主动脉旁淋巴结。淋巴结是人体重要的免疫器官，如此大范围的淋巴清扫不可避免对机体带来相当大的伤害。而采用"前哨淋巴结定位活检"替代"淋巴结清扫"，切除子宫左右两边各一个"前哨淋巴结"，就能够避免盲目的大范围淋巴清扫而造成的不必要损伤，有助于患者的手术安全及术后恢复。

❶ 减少创伤

此举可缩短手术时间、减少手术范围和创伤；降低术中神经、血管损伤的发生概率；避免因切除淋巴结而出现的淋巴回流障碍，从而造成不可逆的术后下肢水肿。

尤其适合合并内科疾病如高血压、糖尿病、过度肥胖等清扫淋巴结有困难的子宫内膜癌患者。

❷ 增加淋巴结转移的检出率

只检查两个前哨淋巴结，能准确地判断内膜癌有没有转移吗？答案是肯定的。面对两个小小的前哨淋巴结，病理科医生集中火力更仔细地切片，进行精准的"超分期"，同时采用免疫组化检测，增加淋巴结癌细胞的发现率。

此外，有些人的子宫前哨淋巴结位于传统完整淋巴结清扫区域之外的位置，如果进行传统的淋巴结清扫术，那么即使癌细胞已有前哨淋巴结转移，也无法被检查到。而进行"前哨淋巴结切除"，反而能让原本可能漏检的淋巴结转移被识别。

因此，"前哨淋巴结切除"比"淋巴结清扫"对患者的诊断更为准确。据统计，进行前哨淋巴结活检的淋巴结转移发现率增加了1倍，从15％达到30％，从而对患者给予更合适的辅助治疗。

基于以上优势，"前哨淋巴结切除"以其肯定的疗效、精准医疗的理念，已被世界妇产科学界公认为子宫内膜癌临床处理的未来。

二、哪些人可以做前哨淋巴结切除

手术中通过荧光显影设备就能让"前哨淋巴结"露出真身。

首先在宫颈上注射显影剂吲哚菁绿，然后开启荧光模式，就能在子宫旁或是输尿管内侧清楚地看到绿染的线样结构，这些就是淋巴管。循着淋巴管，就能看到小块绿结节，换用红蓝模式，在绿结节当中可以看到红色的核心团，第一个显影的绿结节，那就是我们的前哨淋巴结，避开重要器官，顺着绿结节的边缘完整切除即可！

目前，我院使用的荧光显影设备显影达到90％以上，绝大多数子宫内膜癌患者都可以做前哨淋巴结切除。

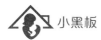 小黑板

医学界越来越把癌症作为一个慢性病、老年病来看待，很多癌症患者的远期生存率越来越高。作为医生，也应该更谨慎分析病情，精准施治，合理使用前哨淋巴结切除技术，改善患者预后及提升生活质量。

1. 只做前哨淋巴结切除，会减少淋巴转移的发现率吗？

    A. 会　　　　　　　　　　　　B. 不会

2. 做前哨淋巴结切除，有啥好处？（多选题）

    A. 缩短手术时间

    B. 减少手术创伤

    C. 减少术后下肢淋巴水肿发生

    D. 缩短住院时间

作者介绍

罗雪珍　复旦大学附属妇产科医院主任医师。

专业擅长：各种妇科常见病及良恶性肿瘤如子宫肌瘤、卵巢囊肿、宫颈癌、子宫内膜癌、卵巢癌的诊治。擅长各种妇科疾病的手术治疗以及子宫内膜癌及各类内膜增生性病变、生殖内分泌疾病的诊治。

答案： 1. B；2. A、B、C、D

这种癌是"吃"出来的

门诊上有些肿瘤患者经常会问:"为什么我会得肿瘤?""是不是跟我吃什么东西有关?"

癌症真的和吃有关吗?别的癌可能不好回答,但子宫内膜癌还真有的说。

子宫内膜癌是女性生殖系统常见三大恶性肿瘤之一。超过 3/4 的子宫内膜癌是雌激素依赖型的子宫内膜样癌(Ⅰ型子宫内膜癌)。因此,凡能增加体内雌激素水平的各种因素,都可能是Ⅰ型子宫内膜癌发病的高危因素。

一、具有雌激素作用的药物

在没有孕激素拮抗的情况下,子宫内膜长期暴露于雌激素的刺激作用,发生内膜癌的风险将增加 4～8 倍。也就是说,只要子宫还在,子宫内膜还在,单单服用雌激素药物是一件非常危险的事情。所以,一般在进行激素治疗的时候,医生会根据子宫的有或无来选择不同的激素替代方案。

此外,乳腺癌患者术后常常使用的非固醇类选择性雌激素受体调节剂,是用来预防乳腺癌复发的(例如他莫昔芬),但研究发现,服用他莫昔芬的女性发生子宫内膜癌的风险是相同年龄段人群的 2～3 倍,并且子宫内膜癌发生风险与服用剂量和时间有关。

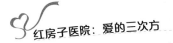

二、肥胖增加雌激素水平

以前穷，没得吃，后来生活水平高了，吃喝不愁了，结果富贵病——肥胖的人也多起来了。从现代医学的角度来说，肥胖不是福，而是祸。肥胖被公认为是"Ⅰ型子宫内膜癌"的高危因素，也子宫内膜癌患者的一大特点体型。国外资料显示，体重增加21～50磅（9.5～22 kg），内膜癌风险增加3倍，体重增加大于50磅（约22 kg），内膜癌风险增加10倍。

这是因为，体内多余的脂肪含有大量的芳香化酶，可以将雄激素转化为雌激素，前面说了Ⅰ型子宫内膜癌是雌激素依赖性肿瘤，因此肥胖增加了体内雌激素的水平，也就增加了内膜癌的风险。

三、糖尿病的胰岛素抵抗

目前认为胰岛素抵抗是子宫内膜癌的发病机制之一，糖尿病患者体内容易存在胰岛素抵抗。此外，绝大多数肥胖者存在体内代谢和内分泌的紊乱，容易并发糖尿病、冠心病、高血压等代谢性疾病，而这些代谢性疾病的病理生理基础也跟胰岛素抵抗密切相关。

那么糖尿病会吃出来吗？答案是"会的"。葡萄糖耐量受损是糖尿病发病前的一个早期过程，而糖耐量受损与饮食结构不合理、营养过剩等因素密切相关。目前认为，脂肪过多沉淀在胰腺里，会引起胰腺的慢性炎症，而胰腺是产生胰岛素的地方，胰腺的慢性炎症会导致胰岛素分泌下降，造成糖尿病。研究证实营养干预对改善糖耐量降低患者的糖脂代谢、胰岛素抵抗有重要作用，能延缓或减少糖尿病的发生。

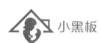 小黑板

虽然说"民以食为天"，"吃"是一件很重要的事，但疾病是可以吃出来的，子宫内膜癌就是一个很好的例子。拒绝胡吃海喝，合理膳食，管住嘴，迈开双腿，选择一种健康的生活方式！

合并代谢性疾病的女性，请及时到相应科室就诊，请医生给予正确的健康管理指导，控制血糖、血压，降低血脂，有效减重。

 题目自测

1. 想永葆青春，能否大量摄入有雌激素作用的药物或食品？

A. 可以　　　　　　　　B. 不可以

2. 代谢性疾病跟子宫内膜癌无关吗？

A. 对　　　　　　　　　B. 错

作者介绍

王　超　复旦大学附属妇产科医院副主任医师、硕士生导师。

专业擅长：妇科良性疾病，如子宫肌瘤、子宫内膜异位症、PCOS、月经失调、不孕不育的诊治；以及妇科恶性肿瘤，如宫颈癌、子宫内膜癌、卵巢癌等的诊治。主攻"子宫内膜癌发病机制"的基础研究以及临床转化。

答案：1. B；2. B

为什么子宫又长满了肌瘤

42岁的王女士愁容满面，因为今年的体检报告显示她的子宫增大如孕2.5个月，起码长了5个肌瘤，最大的直径有6cm。由于月经量比之前多，她还出现了轻度贫血。王女士郁闷至极——在八年前她就做过腹腔镜下子宫肌瘤剥除术，术后自己也很注意，杜绝了豆制品、鸡肉、鸡蛋等任何与肌瘤相关的食物，为什么肌瘤又布满了子宫？有什么好办法能预防肌瘤复发吗？

事物现象千千万，人们研究明白的毕竟是少数。令人遗憾的是，子宫肌瘤的具体成因尚不明确。

一般认为，其属于一种激素依赖性肿瘤，与女性体内的雌孕激素有关，故多发于育龄期妇女，在妊娠期肌瘤往往迅速增大，而绝经后则大多停止生长，甚至萎缩。

❶ 种族：黑人的子宫肌瘤发病率通常是白人的2～3倍。目前有关亚裔女性子宫肌瘤发病率的资料有限，发病率可能与白人相近。

❷ 生殖和内分泌因素：尽管肌瘤的生长受性腺类固醇激素的影

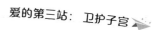

响，但这些激素并不一定会引起肌瘤的发生。而早期激素暴露在子宫肌瘤发病机制中发挥作用。

③ **经产数**：有研究表明妊娠次数越多，子宫肌瘤的风险越低；初产时年龄较大者发生肌瘤的风险较低，而距离末次分娩的时间越长，风险越高。

④ **初潮过早**：初潮过早（＜10岁）与发生肌瘤的风险升高有关。初潮可使雌二醇增加至青春期后水平，这可能引起肌瘤生长加快。

⑤ **激素避孕药**：标准剂量或者小剂量的口服避孕药（炔雌醇≤35μg/d）似乎并不会引起肌瘤生长，因此，肌瘤并不是口服避孕药的禁忌证。但开始使用口服避孕药的时间过早（13～16岁）与患肌瘤的风险增加有关。

⑥ **环境因素**：暴露于邻苯二甲酸盐、多氯联苯和双酚A中，可能会造成内分泌紊乱，可能会增加肌瘤发生风险。

⑦ **肥胖**：肥胖导致脂肪细胞将雄激素转化为雌激素，使后者含量增高，而增加子宫肌瘤的发病率。

⑧ **饮食**：大量摄入牛肉和其他红肉会使肌瘤相对风险升高1.7倍，摄入火腿会升高1.3倍，鸡肉等家禽类对子宫肌瘤的影响较小，除非长年累月一直食用。越来越多的证据表明，维生素D缺乏与患肌瘤的风险有关。饮酒，特别是啤酒，可能与肌瘤发生风险升高有关。一些女性的膳食血糖指数或负荷增加会导致肌瘤发生风险小幅升高。

摄入绿色蔬菜和水果（特别是柑橘类水果）有助于降低肌瘤发生风险，动物来源的膳食维生素A亦有积极作用。摄入咖啡因通常不会增加患肌瘤风险，但35岁以下女性大量摄入咖啡或咖啡因与肌瘤具有微弱的相关性。

蜂王浆、蜂蜜等保健品性激素含量微乎其微，对人体影响小，但长期过量口服，可致肥胖，可增加体内的雌激素水平，增加发生子宫肌瘤的风险；其他保健品，如大豆异黄酮胶囊，尤其海外采购、对女性保养有

"特效"的,多数可能含有雌激素成分,激素类型和剂量未知,风险较大。

9 **遗传因素:**一些女性对肌瘤有家族易感性,也有证据表明肌瘤有特定的易感基因,可表现出一定家族聚集现象。

在开头的案例中,医生追问了王女士的病史,得知其母亲及姐妹也有子宫肌瘤病史,本身就是子宫肌瘤的高危人群,加上长期口服不适当的保健品,肌瘤复发的风险就显著增加了。

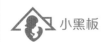 小黑板

子宫肌瘤的发病与雌激素有关,与遗传、基因改变等也有关联,但具体病因并不明确,故没有特效药物可以抑制肌瘤生长。

 题目自测

判断题:子宫肌瘤的发生既有内因,又有外因。

A. 正确 B. 错误

(王俊燕)

答案:A

肌瘤长到了肺上，"机器人"出马

王女士快 50 岁了，无咳嗽、乏力、呼吸困难等症状，体检 CT 报告却发现"两肺弥漫散在多发结节影，最大的有 1 cm，并考虑转移性病变"！根据术后病理结果，原来是子宫平滑肌瘤肺转移，是罕见病例。一年后复查，仍提示双肺多发结节，而且结节有所增大。"闭经针"保守治疗的效果也不如人意。在"红房子医院"进行多学科会诊后，2021 年 12 月，我们团队为她开展了国产机器人辅助下全子宫双附件切除手术——属华东地区妇科首例！王女士在术后第三天顺利出院。

一、手术机器人，可与人手相媲美

做手术可是个精细活。切得干净，缝得漂亮，确实考验医生的手上功夫。机器人，怎么来给患者做手术呢？

王女士接受的这台手术，就是由国产机器人手术系统辅助完成的。手术伊始，医生从她的腹部切口置入机器人"手臂"专用通道，再将机器人的"手臂"和"眼睛"——光源镜头、单极剪、双极钳探入。而

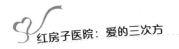

我作为主刀医生，在数米外的控制台上进行操作。

"机器人助手"的腕式手术器械高度灵活，可以完成几乎能与人手相媲美的旋转、弯曲等动作，精准分离重要脏器、血管、神经。同时，3D腔镜系统提供立体真实的手术视野，对于极小的血管，也能一目了然。比例缩放法可使医生的操作和手术器械形成一定比例的映射，以便完成更为精细的操作。

不过，手术机器人的本质还是医生的辅助工具，决定手术质量的依旧是医生本身。出刀的轻重、打结的力量等因素都可能影响手术效果。这意味着医生不仅要拥有精湛的传统手术技巧，还要更进一步，经严格训练取得相关资质，娴熟使用"机器人助手"，扬长避短，最大限度发挥其优势。

二、机器人操刀，并非新鲜事

其实，早在2015年，我院就率先从国外引进了"达·芬奇手术系统"——身形源于达·芬奇画出的机器人雏形，而且在外科手术方面颇有造诣！我们团队先后在"全能医生达·芬奇"的辅助下进行了宫颈癌广泛子宫根治术、子宫内膜癌腹主动脉旁淋巴结清扫术、生殖道畸形人工宫颈及阴道成形等四级高难度的妇科手术，勇闯一个个普通腔镜手术所难以达到的禁区。至今，我院已开展了700余例机器人辅助下妇科手术，造福众多患者。

此次在华东地区率先使用国产机器人完成妇产科手术，更是突破了传统微创手术的极限，提高了手术的精确度和稳定性，利于患者恢复。

三、优势显著，赋能新医疗

手术机器人突破人眼局限，突破人手灵活度界限，突破微创界限，选好适应证委之以重任,手术效果将不负众望。精准定位、高效切除病灶、完美缝合……其优势在于具有人手难以企及的稳定性、重现性和精确性,可辅助完成精细复杂的各类高难度手术,极大提升了手术的成功率和安全性,使得创伤更小、术中出血更少、术后感染率低、术后恢复更快、住院时间更短、减少疼痛和术后瘢痕。

未来,手术机器人将与我院妇产科专家们继续并肩战斗,在规范化、微创化、人性化的道路上探索前行,努力解除女性疾患之苦,尽力保护患者生理功能。

 小黑板

　　手术机器人优势突出,并不代表没有局限。手术过程中,医生没有触觉感知,"机械手"难以判断血管、肿瘤等组织的弹性、硬度、韧性等,这些都是对术者的考验。其本质还是辅助工具,是医生的助手,决定手术质量的依旧是医生本身。

 题目自测

机器人手术是完全由机器操作的手术,与医生水平无关。这种说法对吗?

A. 正确

B. 错误

(华克勤)

答案:B

生了肌瘤，豆制品到底能不能吃

小红和好朋友小芳非常关注自身身体健康状况，虽然平时没有什么不舒服，但每年都进行常规体检，今年体检两人都发现了问题，小红做妇科 B 超发现有子宫肌瘤，直径 2 cm，小芳做妇科 B 超时发现有卵巢囊肿，直径 3 cm，肿瘤标志物正常，两人非常担心，询问医生："我平时需要注意什么啊？""听说不能用激素啊？""那我还能吃黄豆、豆腐、豆浆之类的豆制品吗？""听周围人说是豆制品里面含有雌激素，会刺激肌瘤和囊肿生长的，是这样吗？"

一、豆制品含激素吗

黄豆、豆腐、豆浆等豆制品含有"植物雌激素"，与人体内的雌激素是有区别的，主要是异黄酮类和木脂素类。植物雌激素的活性比较低，仅仅是女性自身分泌的内源性雌激素活性的 1/10 万～1/1 000。

那么，这些食物中植物雌激素的含量又有多少呢？黄豆中总异黄酮含量约 100 mg/100 g，总木脂素含量约 0.2 mg/100 g，豆腐中总异黄酮含量约 20 mg/100 g～30 mg/100 g，总木脂素含量约 0.03 mg/100 g，豆浆中含量就更少了。想想 100 g（2 两）黄豆有多少，是不是能够理解这些食物中的植物雌激素的含量呢？

二、吃豆制品会刺激肌瘤、囊肿增长吗

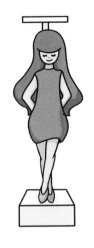

除了前面所说的植物雌激素活性低，豆制品中植物雌激素含量也低，还有非常重要的一点，植物雌激素又被称为"选择性雌激素受体调节剂"。也就是说，植物雌激素在体内具有双向调节的作用。如果体内雌激素水平比较低，植物雌激素与雌激素受体结合发挥雌激素样的作用；但是，当体内雌激素水平比较高时，植物雌激素竞争性地占据了受体的结合部位，阻止了活性更强的内源性雌激素的结合，反而减弱内源性雌激素的应答，产生拮抗雌激素的作用。而豆制品的其他好处，相信生活经验丰富的朋友们都是非常熟悉的了。

所以日常饮食中吃适量的豆制品是不会刺激肌瘤、囊肿增长的。而采用各种科学手段从植物中提取的植物雌激素制剂，有较高浓度或活性，是需要在医师指导下合理服用的。

小黑板

作为日常饮食的一部分，黄豆、豆腐、豆浆都可以吃的，有子宫肌瘤和卵巢囊肿也没关系！

1. 豆制品所含的植物雌激素活性与体内雌激素活性是一样的吗？

   A. 是　　　　　　　　　　B. 不是

2. 植物雌激素制剂是安全的，不需要按医嘱服用吗？

   A. 正确　　　　　　　　　B. 错误

作者介绍

李雪莲　复旦大学附属妇产科医院主任医师，硕士生导师。

专业擅长：子宫肌瘤、卵巢囊肿、月经失调、多囊卵巢综合征、反复自然流产、女性不孕、生殖系统炎症等疾病的诊治。

答案： 1. B；2. B

子宫肌瘤"变性"等于"恶变"吗

32岁的小王近一年来觉得月经量明显增多,经期也较之前有所增加,近三个月还出现了腹胀、尿频等不适,于是来医院就诊。超声报告单提示:"子宫多发性肌瘤可能,最大直径4cm,紧贴宫腔,内部回声欠均匀,变性可能。"小王忧心忡忡:不仅"长瘤",还"变性"!肌瘤变性究竟是怎么一回事呢?

一、子宫肌瘤"最常见"

在谈"变性"之前,首先得了解子宫肌瘤。它是女性生殖系统最常见的肿瘤,高发于育龄期妇女。

众所周知,子宫是产生经血和孕育胎儿的一方沃土。其形如倒梨,包括子宫体和子宫颈两部分,子宫壁从外至里分为三层——浆膜层、肌层和黏膜层。子宫体部和子宫颈部皆可发生肌瘤,根据肌瘤与子宫肌壁的关系,可分为肌壁间肌瘤、浆膜下肌瘤和黏膜下肌瘤,按数量可分为单发性肌瘤和多发性肌瘤。多发性肌瘤——多种类型的肌瘤同时存在于子宫中,比单发性肌瘤更为常见。

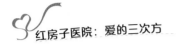

二、"变性"≠"恶变"

子宫肌瘤，给人的印象往往是良性的。的确，临床中发现的多数子宫肌瘤都属于良性病变。查出子宫肌瘤的女性朋友不必过于惊慌。

那大家不甚熟悉的"变性"是什么意思呢？其实，子宫肌瘤在持续生长的过程中，会因营养血供变化或肌瘤内部细胞分化而引起一系列外观上的改变。改变分为两类情况：一类是"水肿变性""钙化""红色变性""囊性变"等，皆是常见的良性改变，例如妊娠期间容易发生子宫肌瘤红色变性；另一类是发生概率＜1％的"肉瘤变"，即恶性改变，往往生长迅速。

三、肌瘤诊断不简单

超声检查时，典型的子宫肌瘤表现为"低回声团块、形态规则，包膜清晰，内部回声均匀、血流不丰富"。一旦上述回声信号发生改变，影像诊断就会提示"变性可能"。有时，磁共振检查可以弥补超声影像上的不足，进一步通过增强扫描对"变性"的程度加以判断。

但是，以上这些妇科检查难以分辨子宫肌瘤的性质。病理科医生对手术摘除的肌瘤进行制片、特殊染色后，在显微镜下得出的病理诊断，才是最终结论。

 小黑板

子宫肌瘤"变性"不等于"恶变"，需要病理诊断明确性质。

题目自测

子宫肌瘤红色变性属于良性改变还是恶性改变？

A. 良性改变　　　　　　　　　　B. 恶性改变

（易晓芳）

答案：A

子宫肌瘤"有迹可循"吗

孙女士今年参加单位组织的常规体检,做妇科 B 超时发现有直径 3 cm 的子宫肌瘤,顿时一愣:"莫名其妙地,我怎么就长了肌瘤? 要不是体检,我都不知道自己长了!"于是,她绞尽脑汁回想最近自己的身体有无异常。

不少子宫肌瘤患者像孙女士一样,自己似乎没什么感觉,是体检时查出子宫肌瘤的。

一、过半肌瘤"静悄悄"

早发现,早干预,当然是最理想的状态。遗憾的是,超过半数的子宫肌瘤只是"静悄悄"地生长,即使是细心的人也不一定能及时觉察到。

不过,子宫肌瘤在一些患者身上是有症状的。发现表象异常,并追根溯源,肌瘤也许就躲藏不住了。问题是:哪些苗头可能是子宫肌瘤的提示呢?

二、不可忽视的九大身体信号

①阴道流血：阴道流血是子宫肌瘤最多见的特征,发生在一半或更多的患者身上。当肌壁间肌瘤较大时,由于影响宫缩,会导致子宫内膜面积变大等,使月经血量过多,或月经期间延长;若是黏膜下肌瘤,则伴随不规则阴道流血;浆膜下子宫肌瘤则多无阴道流血。

②疼痛：症状为腹痛者约占 40％,腰酸者占 25％,痛经者占 45％,也有表现为下腹有坠胀感或腰背酸痛,程度多不严重。少数患者因子宫肌瘤红色变性,则腹痛较剧烈并伴随发热。子宫浆膜下肌瘤蒂扭转时亦会不时产生剧烈腹痛。

③压迫病状：因子宫肌瘤生长位置及大小的不同,可产生不一样的压迫病状。如肌瘤生长于子宫前壁,可压迫膀胱,从而产生尿频、尿急,甚至尿潴留;如肌瘤生长于子宫后壁,可压迫直肠引发便秘;发生于阔韧带里的肌瘤可压迫输尿管、血管和神经,从而产生输尿管梗阻、肾盂积水以及下肢浮肿或神经性疼痛。

④腹部肿块：下腹部包块常为子宫肌瘤患者的主诉,高达 69.9％,有时亦可能为肌瘤的唯一症状(小于 3 个月妊娠子宫大者,通常不容易经腹触及肌瘤,能触及者通常在下腹中部,质硬,多不平整)。腹部肿块多发现于子宫肌瘤长出盆骨腔后及清晨空腹膀胱充盈时。

⑤白带异常：子宫腔变大,子宫内膜腺体变多,伴随盆腔充血或炎症均可以使白带变多;当黏膜下肌瘤发生溃疡、感染、流血,坏死时,则产生血性白带或脓臭性白带,量多。

⑥不孕与流产：不孕或许是就诊的原因,而肌瘤引发不孕的因素则是多方面的。除此之外,子宫肌瘤患者的自然流产率还会高于正常人群,其比例为 4∶1。

⑦贫血：因子宫肌瘤导致长时间出血而未尽早治疗的患者易贫

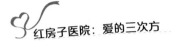

血,严重贫血会造成贫血性心脏病、心肌退行性变。

 小黑板

　　子宫肌瘤初期症状很难发现,通常要等到肌瘤变大、变多时才有所觉察。在此提醒,女性朋友应每年到医院做B超检查,尽早发现肌瘤并采取恰当的治疗方式。

题目自测

为尽早发现子宫肌瘤,女性应当多久到医院做一次B超检测?

A. 每年一次　　　　　　　　　　B. 两年一次

C. 三年一次　　　　　　　　　　D. 五年一次

作者介绍

　　丁　岩　复旦大学附属妇产科医院副主任医师,副教授。

　　专业擅长:妇科常见病,包括子宫肌瘤、卵巢囊肿、宫颈癌、子宫内膜癌、卵巢肿瘤、生殖道畸形等疾病的诊治及微创手术治疗。

答案:A

备孕却发现子宫肌瘤怎么办

　　小红结婚三年多，最近准备和丈夫要个孩子，于是来医院做孕前检查。不查还好，一查吓一跳！她的 B 超报告显示：子宫肌瘤（肌壁间），而且已经有直径 5 cm 大小了！这一消息犹如晴天霹雳，小红和丈夫都不愿意相信这是真的。该怎么办呢？还能顺利生娃吗？

一、子宫肌瘤影响怀孕吗

　　子宫肌瘤是否影响怀孕，与肌瘤的部位、大小、数目有关。例如，宫颈肌瘤可影响精子进入宫腔，黏膜下肌瘤易使子宫内膜感染而不利于孕卵着床，巨型多发性子宫肌瘤易使输卵管间质部被挤压而妨碍精子通过。又如，子宫肌瘤可使肌壁或内膜静脉充血扩张，导致子宫内环境改变而不利于孕卵着床，或使胚胎发育供血不足而致流产，流产发生率是非肌瘤孕妇的 2～3 倍，且常为不完全流产。大的肌壁间肌瘤或黏膜下肌瘤可妨碍胎儿在宫内活动，造成胎位不正，如横位、臀位等，可能需要剖宫产。在分娩过程中，由于肌瘤影响子宫的正常收缩，

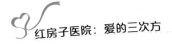

可使产程延长；嵌顿在盆腔内的肌瘤可以阻塞产道，造成难产。肌瘤还可影响产后子宫收缩，引起产后出血或子宫复旧不良。若影响宫腔引流或肌瘤表面发生溃疡，还易发生感染。

妊娠（怀孕）本身对子宫肌瘤也有一定影响。妊娠后子宫肌瘤组织水肿、平滑肌细胞肥大，故肌瘤常伴随子宫增大而增大；肌瘤在妊娠期增大较快而供血不足，以致出现退行性变，其中红色样变最常见，患者可出现发热、头痛、呕吐、局部压痛及白细胞升高等急腹症症状。

由此可见，子宫肌瘤与怀孕存在相互影响，患者应当积极治疗。凡患有子宫肌瘤的育龄期妇女，不论有无明显症状，一定要经妇科医生检查后再考虑是否妊娠，以免给自己带来不必要的身心之痛。

二、子宫肌瘤治疗方法有哪些

子宫肌瘤治疗要根据年龄、生育要求、症状、大小等全面考虑。

① 方式一：随访观察

大多数子宫肌瘤患者是无需治疗或暂时不需要治疗的，包括无明显症状的、肌瘤小的……尤其是近绝经年龄或已绝经患者，雌激素水平低落，肌瘤往往可自然萎缩或消失。患者可每3～6个月复查一次，若发现肌瘤增大或出现明显症状，再考虑进一步治疗。

随访观察，可使大多数子宫肌瘤患者免受手术之苦，即使后来又需要手术治疗，一般不会带来不良影响。

② 方式二：药物治疗

子宫肌瘤可以采用药物治疗，往往能得到暂时缓解的效果。可选用的药物有雄激素、促性腺激素释放激素类似物（GnRH－a）、米非司酮、部分中药等，但目前尚缺乏非常有效的药物。如果患者没有绝经，停药后往往又会"反弹"。

药物治疗主要用于：①近绝经的子宫肌瘤妇女，经药物治疗后，往往可过渡到自然绝经，达到治疗肌瘤的目的；②肌瘤合并贫血，为避免术中输血，可以药物治疗达到闭经，贫血得以纠正后择期手术；③子宫肌瘤较大的，术前需要将肌瘤体积缩小，以减少手术难度，或者为腹腔镜手术或阴式子宫切除提供机会；④因子宫肌瘤拟行内镜手术的（如宫腔镜下黏膜下肌瘤切除术），术前可先药物治疗，缩小瘤体，以减少术中出血；⑤有外科手术禁忌者，先药物治疗，缓解症状。

③ 方式三：手术治疗

少数子宫肌瘤患者需要手术治疗。手术方式主要分为子宫肌瘤摘除手术和子宫切除术两类，介入治疗也逐渐受到关注，还出现了高强度聚焦超声、射频等消融治疗技术。一般而言，宫颈肌瘤、阔韧带肌瘤、黏膜下肌瘤，一经发现，就应考虑手术治疗。

（1）症状性子宫肌瘤

患者因子宫肌瘤而经量多、经期长。长期月经失血过多可导致继发性贫血，严重时出现全身乏力、面色苍白、气短、心慌等症状，多见于黏膜下子宫肌瘤和影响宫腔的肌壁间子宫肌瘤。此种情况，不能随意拖延，建议在合适时机手术。

肌瘤压迫盆腔器官出现相应症状也建议手术，如压迫膀胱出现尿急、尿频甚至小便困难；压迫直肠出现直肠刺激症状甚至大便困难；肌瘤位置低或为阔韧带肌瘤，压迫输尿管致输尿管、肾盂出现积水。出现盆腔器官压迫症状者不一定同时有经量多、经期长的表现。

（2）怀疑肌瘤恶变

子宫肌瘤恶变的概率很小，一般在0.3%~0.5%。恶变情况多见于年龄大、肌瘤大且生长快者。虽然大多数子宫肌瘤绝经后萎缩，但是仍不能掉以轻心，应定期复查。绝经后肌瘤增长迅速或绝经后再出现肌瘤时，患者更应提高警惕。

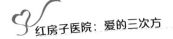
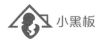 小黑板

　　不同年龄阶段、不同生育意愿，以及肌瘤本身的大小、位置、数目、性状等都会影响子宫肌瘤治疗方式，需要综合考量。

1. 判断题：近绝经年龄或已绝经的子宫肌瘤患者不必进行药物治疗或手术治疗，肌瘤会自然萎缩或消失。

　　A. 正确　　　　　　　　　　B. 错误

2. 子宫肌瘤在什么情况下可以随访观察？

　　A. 没有症状

　　B. 月经过多引起贫血

　　C. 绝经后子宫肌瘤增大

（李雪莲）

答案： 1. B；2. A

子宫肉瘤不是子宫肌瘤

55 岁的陈女士刚刚退休，准备过上含饴弄孙的轻松生活。10 年前陈女士单位体检时发现了子宫肌瘤，直径约 2 cm。2016 年时随访 B 超，增大至 6 cm，但这并未引起陈女士的重视。她觉得反正是良性疾病，就没有在意。但是 2019 年初，肌瘤直径居然长到了 11 cm，这下陈女士有些害怕了，她立刻在家人的陪同下来到了医院进行检查。

经过详细检查后，医生给陈女士进行了全子宫和双附件切除术。术后陈女士恢复良好，但是术后病理报告却显示是子宫平滑肌肉瘤，中度分化，术后需要补充化疗。

陈女士失声痛哭，她没有想到，曾以为"没有危险"的子宫肌瘤，竟然是自己在身体里养了十多年的危险炸弹！

确实，提到子宫肌瘤，很多女同胞们都不以为然，在大家心里子宫肌瘤一直是没有危险性的一种良性疾病。"反正快绝经了，会萎缩的""反正也不是大问题，能拖一天是一天""良性疾病，没事，过段时间再说"……但是，事实往往并不如人所愿，很有可能，在你肚子里的这个

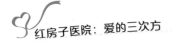
"瘤"并不是子宫肌瘤，而是个子宫肉瘤。

一、子宫肉瘤属于恶性肿瘤

子宫肉瘤是一种恶性肿瘤，而子宫肌瘤是一种良性肿瘤。

子宫肉瘤是一种来源于子宫平滑肌、子宫内膜间质和结缔组织的少见的女性生殖系统恶性肿瘤，多见于 40～60 岁的妇女，占子宫恶性肿瘤的 2％～6％，占生殖道恶性肿瘤 1％。因其罕见及组织病理学的多样性，迄今为止仍缺乏最佳治疗方案和不良预后相关的危险因素共识。

二、哪些人需要特别关注

子宫肉瘤发病的高危因素与子宫内膜癌类似，包括高龄、肥胖、未产妇、外源性雌激素应用、他莫昔芬治疗和盆腔放疗等。他莫昔芬治疗后相关子宫肉瘤的发生风险明显高于子宫内膜癌，接受他莫昔芬治疗后子宫肉瘤发病的中位间隔时间为 9 年。

所以在子宫肉瘤的高发因素中，以下几点尤其需要重点关注：

1. 年龄：中老年女性；

2. 遗传因素：有癌症家族史、多发癌及重复癌倾向者；

3. 长期使用他莫昔芬：这是一种合成的抗雌激素药，用于治疗晚期乳腺癌和卵巢癌，可使子宫肉瘤的发病风险增加 3 倍；

4. 其他部位肿瘤的放射治疗。

子宫肉瘤缺乏典型的临床表现，如发现子宫肌瘤快速增大，须提高警惕，及时去医院检查治疗，并在医生的指导下服药治疗，必要时进行手术切除。

小黑板

　　子宫肉瘤是一种罕见的高度恶性的女性生殖器官肿瘤,在40～60岁女性中较为多见,因早期无特异性症状,因此术前诊断率较低。常表现为阴道异常出血、腹痛、腹部包块以及阴道分泌物增多,当出现以上症状时要提高警惕,尽早就医。

题目自测

哪些人群易发子宫肉瘤?

A. 年轻

B. 长期使用他莫昔芬

C. 体形偏瘦的

D. 未婚

作者介绍

　　郭晨妍　复旦大学附属妇产科医院住院医师,主要进行宫颈癌相关研究。

答案：B

得了子宫肉瘤该怎么办

罗阿姨今年 56 岁,肚子里有一个子宫肌瘤,已经 20 多年了。她每年都在复查,这个肌瘤每年也在慢慢长大。罗阿姨想着,等自己绝经了,这个肌瘤可能就会自己变小了。不想,绝经后肌瘤不仅丝毫没有变小,直径还从以前的 3 cm 短短半年内一下子长到了 7 cm。

这下罗阿姨慌了,于是在医生的建议下进行了手术,病理回报"子宫平滑肌肉瘤伴坏死及异型"。一看病理结果,罗阿姨和家人都很疑惑:"医生啊,我们听过平滑肌瘤,你们的报告是不是不小心多打了一个字,肉瘤听着怪骇人的,难不成是得癌症了?"

确实,子宫肌瘤原本良性。然而,根据文献统计数据显示,子宫肌瘤恶变的概率是 0.3%~0.5%。也就是说,像罗阿姨这样子宫肌瘤长了 20 多年,现在绝经了,通常来说随着体内的激素水平下降,肌瘤可能会慢慢萎缩。然而她的肌瘤不仅没小,反而变大,那就可能是肌瘤变性,甚至恶性变了。

一、手术治疗为主

治疗子宫肉瘤以手术为主，内分泌、化疗和（或）放疗为辅。子宫肉瘤的标准术式是全子宫及双附件切除术，若有子宫外病灶，需附加转移病灶切除，包括转移淋巴结切除；若侵及子宫颈，可行广泛性全子宫切除术，必要时行盆腔及腹主动脉旁淋巴结切除术。如果是术后才发现的肉瘤，再次手术前一定要充分评估，包括明确病理类型、免疫组化检测和影像学评估是否存在盆腔外病灶等。结合分期等决定术后是否辅助全身系统治疗及外照射等。

二、预后不很乐观

不过遗憾的是，子宫肉瘤总体预后不是很乐观，肿瘤分期是子宫肉瘤最重要的预后因素，病理类型和治疗方案的选择也与预后密切相关。其中子宫平滑肌肉瘤预后不良，总五年生存率 15％～25％，中位生存期 10 个月；低级别间质肉瘤生长缓慢，预后相对较好，但与分期有关；高级别间质肉瘤预后差。所以对于子宫肌瘤恶变我们还是要引起足够的重视。

那么，该如何尽早发现这个"大魔王"呢？当然，最好的方法就是定期复查。每半年到一年复查一次 B 超，如果出现一些异常症状，及时去医院就诊。

 小黑板

虽然子宫肌瘤一旦发生恶变，总体预后较差，但发病率较低，有子宫肌瘤的患者也不必过于焦虑，最好的方法就是定期去医院进行复查，及早发现苗头，将其"扼杀"于无形。

1. 子宫肉瘤是围绝经期妇女才会罹患的肿瘤吗？

    A. 是   B. 不是

2. 子宫平滑肌肉瘤和子宫平滑肌瘤是一个病吗？

    A. 是   B. 不是

作者介绍

辛卫娟 复旦大学附属妇产科医院副主任医师，硕士生导师。

专业擅长：妇科肿瘤的发病机制研究及临床诊治。

答案：1. B；2. B

肌瘤 or 肉瘤？ 子宫肿块要分得清

方女士今年体检发现了子宫肿块，她心想："我好多姐妹都有子宫肌瘤的，应该没啥大问题，听说只要不吃蜂蜜、蜂王浆就好了"，就没管它。但是近日来，方女士的月经竟然持续十几天还没有结束，量还有越来越大的趋势。这下一向沉得住气的方女士再也坐不住了，在邻居朋友的推荐下，方女士来到了妇产科医院就诊。经过手术治疗和病理检查，方女士原以为是子宫肌瘤的肿物，竟被确诊为"子宫肉瘤"，恶性程度极高……

子宫肉瘤与子宫肌瘤到底有什么不一样的表现呢？

一、从症状和体征来看

子宫肌瘤和肉瘤都可能出现子宫异常出血、盆腔疼痛/压迫和盆腔肿块，因此难以据此区分。绝经前女性出现与子宫大小不成比例的出血和明显疼痛时，可能怀疑肉瘤。

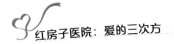

二、从辅助检查来看

① **妇科检查**：有盆腔肿块的所有患者均应行全面的妇科检查。但很遗憾，目前没有盆腔检查结果能很好地区分子宫肌瘤和子宫肉瘤。

② **影像学检查**：子宫肌瘤和肉瘤的影像学表现也相似，均为子宫内的局灶性肿块，均可出现中心性坏死。目前尚无盆腔影像学检查可充分诊断子宫肉瘤。根据超声怀疑子宫肉瘤时，盆腔增强 MRI 可能有助于评估肉瘤的可能性。

三、从其他检查结果来看

① **子宫肿块增大速度**：以往一直认为子宫肿块的迅速增长是潜在子宫肉瘤的征象。然而，大多数子宫或子宫肿块迅速增大的患者可能并没有子宫肉瘤。相比之下，绝经后患者有新发子宫肿块或子宫肿块呈缓慢或快速增长时，则应当评估是否有子宫肉瘤。

② **宫肿块的数量和大小**：回顾性研究报道，子宫肉瘤通常是子宫内最大的(或唯一的)肿块，直径 7～9 cm。然而，子宫肌瘤也可能是单个的，可为任意大小。

③ **子宫内膜取样**：这种微创操作适用于许多子宫异常出血的患者，以排除子宫内膜肿瘤，但仅 33％～68％的子宫肉瘤患者可通过子宫内膜取样做出术前诊断。

小黑板

　　目前尚无哪种方式能很好地鉴别子宫肌瘤和子宫肉瘤。

　　绝经前快速增大的子宫肿块并不是子宫肉瘤的可靠征象。

　　应当对绝经后新发的或出现增长的子宫肿块提高警惕,及时就诊,明确肿块性质。

 题目自测

哪种子宫肿块是子宫肉瘤的可能性大?

A. 绝经前快速增大的子宫肿块

B. 绝经后新发的或出现增大的子宫肿块

作者介绍

　　张晓丹　复旦大学附属妇产科医院主治医师。擅长妇产科常见疾病,尤其妇科肿瘤、妇科内分泌相关疾病的诊断和治疗。

答案：B

别放过肌瘤恶变的蛛丝马迹

如果有下面这些情况发生，"子宫肌瘤"患者一定要提高警惕：

① **不规则阴道流血**：正常情况下，子宫肌瘤很少会引起阴道流血，只有当肌瘤位于黏膜下或者接近于黏膜的时候，可能会导致月经过多、月经延长、月经淋漓不尽等。而当子宫肌瘤发生恶变的时候，肿物迅速生长，局部缺血坏死，可引发出血。

② **腹痛**：大多数子宫肌瘤没有明显的症状，而当子宫肌瘤发生恶变时，瘤内出血坏死甚至子宫肌壁破裂，可出现腹痛。

③ **包块增长速度快**：普通肌瘤通常生长缓慢，而当子宫肌瘤发生恶变时，会出现迅速增大。如果在几个月或者更短时间内肌瘤快速长大，就需要警惕是否发生恶变，必要的时候应该及时手术。

④ **阴道恶臭分泌物**：当肿物位于宫颈，或者从子宫腔内脱出来的时候，由于恶变的肿物会发生坏死，所以会产生恶臭的气味，并且伴有流血、流脓等症状。出现这种情况，也应该警惕是否发生恶变。

⑤ **绝经后肌瘤增大**：一般女性绝经以后，随着体内的激素水平下降，肌瘤可能会慢慢萎缩，甚至会消失。但是如果绝经后子宫肌瘤不仅没变小，反而还变大了，那也需要警惕是否有恶变的可能。

那么，当出现"疑似"危险信号时，如何诊断呢？B超检查是否能够确诊子宫肉瘤？很遗憾，B超检查无法确诊子宫肉瘤。子宫肉瘤的确诊需要组织学检查。那么，就不需要做B超了吗？当然不是，B超检查仍然很重要！当B超提示子宫肌瘤迅速增大，或者腹部包块迅速增大时，一定要引起足够的警惕，到正规医院进一步检查。

既然 B 超无法诊断,那么该通过什么检查来确诊子宫肉瘤呢? 实际上,因子宫肉瘤临床表现与子宫肌瘤及其他恶性肿瘤相似,术前诊断较困难。对绝经后妇女及幼女的宫颈赘生物、迅速长大伴疼痛的子宫肌瘤,均应考虑有无子宫肉瘤的可能。辅助诊断可选用阴道彩色多普勒超声检查、诊断性刮宫等。确诊依据是组织病理学检查。

 小黑板

子宫肉瘤比较少见,大多数预后极差。最常见症状为子宫肿块快速增大,伴或不伴阴道不规则流血伴腹痛,确诊依据为组织学诊断。手术是主要的治疗手段,根据手术病例分期和病理类型,选择术后辅助化疗或放疗。

 题目自测

1. 子宫肉瘤和子宫肌瘤一样,都是良性疾病吗?

    A. 是   B. 不是

2. 当体检发现子宫肌瘤比上次迅速长大时,该怎么办?

    A. 及时到医院进一步检查   B. 等着绝经自然就好了

    C. 反正不打算生娃,以后再说

作者介绍

周冠楠 复旦大学附属妇产科医院博士生。

专业擅长:肿瘤外泌体及肿瘤早期筛查的相关研究。

答案:1. B;2. A

肌瘤、腺肌症、异位症，
"亲戚关系"理一理

曾经，独生子女政策令复杂的亲戚关系变得简单，但随着如今二胎、三胎政策的开放，在可以预见的未来，"亲戚称谓"可能又将成为一道难题。"七舅姥爷他三外甥女的大伯父"是谁？

在妇产科诸多疾病中，也有三大顽疾，拥有着剪不断理还乱的"亲戚关系"，让人傻傻分不清——子宫肌瘤、子宫腺肌症、子宫内膜异位症——他们到底是啥"亲戚关系"？

一、子宫肌瘤 VS 子宫腺肌症：一个"亲生的"一个"捡来的"

子宫肌瘤和子宫腺肌症之间的区别，大概只有妇科医生才分得清。虽然都是子宫上的疾病，但是子宫肌瘤是"亲生的"，子宫腺肌症却是"捡来的"。

子宫肌瘤：子宫肌瘤是最常见的子宫良性肿瘤，主要是子宫肌层本身的平滑肌增生形成的。

子宫肌腺症：子宫腺肌症不是子宫平滑肌的疾病，而是子宫内膜组织从宫腔跑到子宫肌层当中去引发的一系列病症。

举个例子，形象了解：子宫就好比是一间房子，房间内的墙面上刷着涂料，如果这些涂料钻到墙壁里去，就形成子宫腺肌症。如果腺肌症比较局限，会形成类似瘤体的形态，就称作子宫腺肌瘤。

二、子宫腺肌症 VS 子宫内膜异位症：一个跑得慢，一个跑得快

子宫腺肌症和子宫内膜异位症，它们有个共同的"爹妈"——子宫内膜。正常情况下，子宫内膜应该老老实实待在子宫腔里。

"调皮"的子宫内膜"跑"得快：有些子宫内膜比较调皮，喜欢离家出走，腿脚利索，跑得远，误打误撞来到盆腔、腹腔，就可能形成子宫内膜异位症。

"死宅"的子宫内膜原地"打洞"：有些子宫内膜总喜欢往自己家的墙壁里，也就是往子宫肌层里钻洞洞，赖在子宫肌层中，于是就会导致子宫腺肌症。

三、三大顽疾都有些什么危害

子宫肌瘤会不会影响健康，和肌瘤的生长部位、大小有着密切的联系，不能一概而论。大多数情况下，子宫肌瘤不影响健康，不需要治疗。由于子宫肌瘤比较"贪玩"，经常在各种位置生长。有的子宫肌瘤长到宫腔里，那么就可能引起子宫变大、经量增多、不孕、流产等问题。

异位的子宫内膜组织是有活性的，不管她"跑"到体内哪个角落，都会随着月经周期的变化增生、出血。子宫腺肌症是子宫内膜"跑"到子宫肌层里，由此，每来一次月经，内膜就会躲在子宫肌层里增生一次。但它却没有办法像月经一样排出体外，只好蜗居在肌层间隙中，越积越多，导致子宫就像吹气球一样，被撑胖起来。多数子宫像球一样变得浑圆，也有比较讲规矩，内膜老老实实待一团，形成瘤样的腺肌瘤。在子宫被逐渐撑大的过程中，约一半的人会出现痛经并且逐渐加重。

子宫腺肌症会导致月经增多，量多、经期变长。患者甚至会因为大量经血流出而引起贫血，必要时需要输血治疗。子宫腺肌症还会导

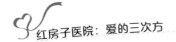
致不孕或者流产。

　　子宫内膜异位症，关键取决于异位的内膜"跑"到了哪里。如果她"跑"到卵巢，就可能影响卵巢功能，造成不孕、痛经；"跑"到肠道附近，就容易导致腹泻、便血；在盆腔的病灶可能造成盆腔的粘连。

　　这三个病各有不同，在治疗上都有保守观察、药物治疗和手术治疗等选择。不过，无论是药物治疗，还是手术切除病灶，这三种病都有复发风险。终极治疗方法也有，那就是切除子宫或者熬到绝经。

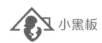
小黑板

　　子宫腺肌症、子宫内膜异位症、子宫肌瘤，这三个疾病都属于雌激素依赖性疾病，绝大多数绝经后会自行缓解，不用过于恐慌。

　　保持乐观心态、经期注意劳逸结合，健康良好的生活方式有助于疾病症状的缓解。

题目自测

子宫腺肌症和子宫内膜异位症都是由子宫内膜异位生长导致的疾病吗？

A. 是　　　　　　　　　　B. 否

（邹世恩）

答案：A

"三大站"之外：
不能冷落的爱

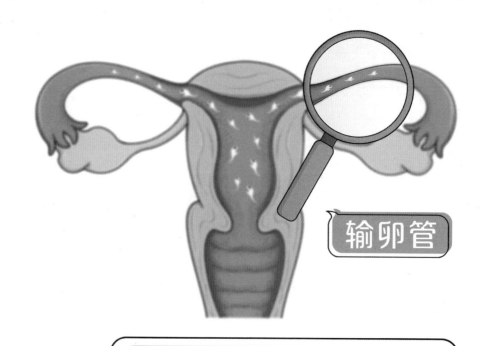

输卵管

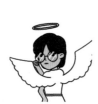
从阴道到输卵管，是一条最精致的生命通道，一定要保持顺通无阻！

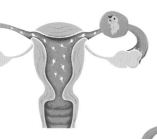

宫外孕

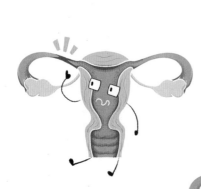

输卵管炎

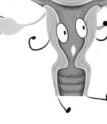

输卵管堵塞

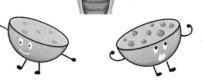

正常卵巢

多囊卵巢综合征

又胖又黑，不止"变丑"这么简单

26 岁的 Cindy 是忙碌的白领、职场的精英骨干，"压力肥"之下，眼看体重马上就要突破心理防线了。月经也慢慢推迟，对此，忙碌的 Cindy 倒不介意，还觉得"麻烦日"没那么频繁也不错。可是让爱美的她不能释怀的是，脸上开始"冒痘"，被姐妹们调侃"二次青春期"。更可怕的是脖子、大腿上不知道什么时候开始变黑，换了多少种沐浴露都没用。

月经推迟咬咬牙能忍受，变丑可是万万不能，何况这种不均匀的变黑还被同事在背后悄悄议论是不讲卫生呢！为了形象，Cindy 赶紧到皮肤科看病，结果医生检查后居然建议她到妇科看看。啥？又胖又黑是妇科病？带着疑惑不解，Cindy 还是走进了妇科医生诊室，经过仔细检查，原来得的是妇科常见的多囊卵巢综合征。

一、多囊卵巢综合征的糟糕影响

多囊卵巢综合征（PCOS）是一种发病原因复杂、临床表现高度异

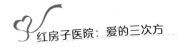

质性的症候群,表现为排卵障碍、月经不规律、不孕、多毛、多囊卵巢、高雄激素血症等。

PCOS 也是一种代谢综合征,常表现为中心性肥胖、糖耐量异常或胰岛素抵抗、脂代谢异常、高血压等。肥胖 PCOS 女性主要表现为腹腔内的内脏脂肪组织沉积增多的中心性肥胖,内脏脂肪沉积促进脂肪细胞因子产生和促炎症活性,导致 50%～75% 的 PCOS 妇女存在不同程度的胰岛素抵抗和代偿性的高胰岛素血症,而且发生糖耐量受损、2 型糖尿病、血脂异常、代谢综合征,心血管疾病的风险也大大高于正常女性。

PCOS 对女性健康造成诸多糟糕影响。处于儿童期的患者,其骨龄可能受到影响,造成身高偏低;处于青春期的患者,则可能表现为月经不调、痘痘不息、肥胖、多毛等;处于育龄期的女性,则有可能不孕或反复流产;处于性成熟期的女性,则可能产生糖尿病、脂肪肝、高血压等诸多并发症;如若身处绝经期的女性患有 PCOS,则其患女性肿瘤的概率就会大大增加。

除此之外,导致案例中的 Cindy 脖子、大腿处变黑的元凶其实是多囊卵巢综合征的另一病症——黑棘皮病。

二、关于黑棘皮病,你需要知道的那些事

黑棘皮病是一种皮肤病损,常出现在患者的后颈部、腋下、腹股沟、大腿内上方、阴阜、大阴唇等部位,尤其是皮肤皱纹和皱褶处。它经常表现为疣状、乳头样增生,角化过度和色素加深等症状。这些皮损先为污黄色、灰色或棕黄色,随后黑素加深,似天鹅绒状,触之柔软,外观类似"老坑(沪语,污垢之义)"。

黑棘皮病的发生与很多因素相关,出生后或是幼年时期发病,有可能是受遗传因素的影响,但最常见的影响因素还是肥胖、糖耐量受

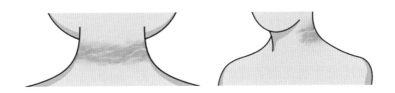

损、糖尿病、代谢综合征,甚至多囊卵巢综合征这些与胰岛素抵抗状态有关的疾病。

在这些疾病的影响下,血液中升高的胰岛素作用于角质细胞或成纤维细胞上的类胰岛素生长因子受体,促使细胞增生,造成局部皮肤变得粗黑的情况。另外,偶尔也会有胃腺癌或淋巴瘤患者出现黑棘皮病。

根据分布及皮肤情况,黑棘皮病可分为以下几个级别:0级:无黑棘皮;1级:颈部和腋窝有细小的疣状斑块,伴有或不伴有受累皮肤色素沉着;2级:颈部和腋窝有粗糙的疣状斑块,伴有或不伴有受累皮肤色素沉着;3级:颈部、腋窝及躯干有粗糙的疣状斑块,伴有或不伴有受累皮肤色素沉着。

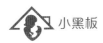 小黑板

排卵障碍、月经不规律、不孕、多毛、多囊卵巢、高雄激素血症、中心性肥胖、糖耐量异常或胰岛素抵抗、脂代谢异常、高血压以及黑棘皮病等,都有可能是多囊卵巢综合征的症状,女同胞们要密切关注自己的身体状况,不要忽视身体发出的信号。

1. 黑棘皮病是不讲卫生造成的吗？

   A. 是   B. 不是

2. 患黑棘皮病最常见的原因是什么？

   A. 不讲卫生   B. 高血压

   C. 肥胖   D. 肿瘤

   E. 病毒感染

作者介绍

罗雪珍 复旦大学附属妇产科医院主任医师，硕士生导师。

专业擅长：各种妇科常见病及良恶性肿瘤如子宫肌瘤、宫颈癌、卵巢囊肿的诊治。擅长各种妇科疾病的手术治疗以及子宫内膜癌及各类内膜增生性病变、生殖内分泌疾病的诊治。

李雪莲 复旦大学附属妇产科医院主任医师，硕士生导师。

专业擅长：子宫肌瘤、卵巢囊肿、月经失调、多囊卵巢综合征、反复自然流产、女性不孕、生殖系统炎症等疾病的诊治。

张　烨 复旦大学附属妇产科医院教授、主任医师、博士研究生导师。

专业擅长：青春期发育异常、闭经、月经失调、多囊卵巢综合征、高催乳素血症、卵巢早衰、围绝经期综合征、痛经、子宫内膜异位症、复发性流产等疾病的诊治。在妇科内分泌及不孕不育疑难和复杂疾病的诊疗中有丰富的经验。

答案：1. B；2. C

年纪轻轻就"多囊"了，还能怀孕吗

小倪最近听说了一个新病名：多囊卵巢综合征（PCOS），身边许多去医院看月经不规律的小姐妹都"中招"了。听医生说这病是高雄激素、卵巢多囊样改变、月经失调的综合征，是一种偏爱年轻姑娘的疾病，症状表现多种多样：有的多毛、有的长痘、有的变胖，但大多数患者都伴随月经不调。小倪开始纠结：我怎么会得"多囊"？还能怀孕吗？

让我们从诊断标准、易感因素开始来简单了解一下。

一、月经不调是第一诊断标准

中国目前的多囊卵巢综合征诊断标准有以下几点：

第一标准：月经失调，包括月经稀发、闭经或者不规则子宫出血等。相反，如果每个月都来月经，而且有排卵，则不能诊断为多囊卵巢综合征。

第二标准：高雄激素，即内分泌激素检测显示高雄激素血症或有

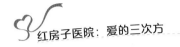

高雄激素的临床表现,例如多毛、痤疮。

第三标准：B超结果显示卵巢呈多囊改变。

月经失调是确诊多囊卵巢综合征必不可少的要素,而高雄激素和B超的卵巢多囊改变,二者只要具备其中一个,且排除了其他疾病,就可以确诊为多囊卵巢综合征了。

二、哪些人容易患"多囊"

现代医学对多囊卵巢综合征的病因并没有完全弄清楚,目前主要有以下两点原因：

一为遗传。如果母亲患此病,其女儿患病的概率会远高于正常。

二为环境和遗传因素相互作用。随着生活水平的提高,现代人吃得更好了,体形肥胖、代谢异常的姑娘越来越多,所以"胖多囊"要比以前更多。尤其是一些青春期小女孩,父母担心其生长发育缺乏营养,不能很好地控制孩子的饮食摄入导致肥胖,进一步可能会发生胰岛素抵抗,最终患上多囊卵巢综合征。

三、还能怀孕吗

多囊卵巢综合征患者经过正规治疗,基本都是可以怀孕的。天王嫂昆凌自爆"多囊"都生了两个娃,患者不必太过焦虑。

激素失调较严重、雄激素较高的患者,经中西医结合降雄激素的系统治疗,待激素水平下降后,卵巢会自发恢复排卵,就可以正常怀孕了。针对服药后雄激素下降,停药后却不排卵的情况,则可以选择促排卵治疗。另外,有一种很少见的情况,即促排卵收效甚微。比如特别敏感的卵巢,一促排就长了8～10个卵泡,如此一来可能需要辅助生殖的帮助,但这种情况比较少见。

小黑板

月经失调是确诊多囊卵巢综合征必不可少的要素,而高雄激素和卵巢的多囊改变,二者只要具备其中一个,且排除了其他疾病,就可以确诊为多囊卵巢综合征了。

 题目自测

1. 多囊卵巢综合征是年轻妇女才会罹患的疾病吗?

　　A. 是　　　　　　　　　　B. 不是

2. 对于多囊卵巢综合征的治疗,第一方案是什么?

　　A. 生活方式调整,适当增强运动

　　B. 口服短效避孕药

　　C. 口服二甲双胍

作者介绍

　　李　晶　复旦大学附属妇产科医院主治医师。

　　专业擅长:俞瑾全国名老中医工作室成员,齐聪上海市名中医学术继承人,擅长多囊卵巢综合征、卵巢早衰、胚胎反复移植失败等生殖内分泌疾病的中西医结合诊治;中医药联合针灸治疗排卵障碍、卵巢功能低下、女性恶性肿瘤术后尿潴留、化疗后骨髓抑制等疑难病。

　　答案:1. B;2. A

管住嘴、多运动，"多囊君"快滚蛋

多囊卵巢综合征(PCOS)是女性最常见的妇科内分泌代谢紊乱性疾病，让医生也头痛。但是不代表没办法制服它。

一、管住嘴巴，不攻自破

科学饮食能够有效控制多囊卵巢综合征，比如：

1. 拒绝美食诱惑，少吃零食，特别是含糖饮料、甜点。

2. 尽量以粗粮代替精粮，控制碳水化合物摄入，可达到减肥作用，但要注意切忌减肥过度。

3. 低糖饮食。建议选用升糖指数低的饮食来改善胰岛素抵抗。升糖指数是指某种食物与葡萄糖相比升高血糖的速度和能力，低升糖指数饮食包括膳食纤维类、全谷类、蔬菜类等。

4. 增加高纤维饮食，减慢碳水化合物消化，改善胰岛素抵抗。

5. "不吃荤，只运动"的观念是错误的，适量高蛋白饮食可以增加运动后肌肉量，改善体脂率，有益于改善胰岛素抵抗。

6. 增加豆类摄入。豆类食物的升糖指数较低，富含纤维和松醇(可改善胰岛素抵抗)，属于优质蛋白。

7. 增加富含 n-3 的多不饱和脂肪酸摄入。

8. 此外，能量来源的分配可遵循"532"原则，即 50% 的能量来自碳水化合物(低糖指数)，30% 来源于脂肪(>20% 不饱和脂肪酸，<10% 饱和脂肪酸)，20% 来源于高蛋白、高纤维饮食。

二、适当运动,不二法门

运动可帮助女性降低体重,改善糖代谢、胰岛素抵抗和内分泌紊乱,降低雄激素水平,恢复生育力。多数患者通过适当降低体重的 5%～10%,就可以恢复排卵和月经,从而正常受孕。运动还可帮助降低患子宫内膜癌以及糖尿病和心血管病的风险,降低雄激素及胰岛素水平,改善高雄激素导致的痤疮和多毛。

多囊卵巢综合征患者可遵守"FITT"运动原则:

"F":Frequency(频率),即每周 3～5 次;

"I":Intensity(强度),即运动强度由低到高,重在坚持;

"T":Time(时间),即 30～60 分钟/次,逐渐延长;

"T":Type(类型),即选择方便、易行的运动,如慢跑、快走、骑车、游泳等。如果每天能通过运动多消耗 500～1 000 kcal(1 kcal≈4.18 kJ),6～12 个月之后,体重可降 7%～10%。

那么患多囊卵巢综合征不需要吃药吗? 当然不是! 患者如果有雄激素指数高、胰岛素抵抗严重、糖尿病、着急怀孕或有种种原因无法坚持运动等情况,还是需要依靠药物治疗,配合运动。

除此之外,运动同样对非肥胖的 PCOS 患者有用,尽管体重不超重,但这类患者多存在内脏肥胖的情况,因此运动必不可少。

 小黑板

PCOS 虽然难缠,但不代表无法控制,最好的方法就是调整生活方式,尤其是肥胖型 PCOS 女性,必须每日适当运动,健康饮食。一起动起来,让"多囊君"滚蛋吧!

1. 多囊卵巢综合征的主要特点是排卵障碍，所以患者一定会不孕。是吗？

    A. 是   B. 不是

2. 运动对 PCOS 好处多多，因此不需要药物治疗了。是吗？

    A. 是   B. 不是

（张 炜）

答案：1. B; 2. B

得了 PCOS 需要长期吃药吗

小张是名牌大学的大三学生,身高 160 cm,体重 70 kg,脸上总是有痘痘,苦恼不已,而且月经也不规律,连续 4 个月没来月经。到医院一检查,被诊断为多囊卵巢综合征(PCOS),医生建议饮食控制加运动减重,并建议药物治疗。小张有些担心,"医生,我这个多囊卵巢综合征不治疗可以吗? 需要吃多长时间的药呢? 什么时候能停药呢?"

一、患病后都需要吃药吗

PCOS 是一种需要终身管理的疾病。生活方式的调整和降低体重是肥胖 PCOS 女性的首要治疗方案,尤其是超重和肥胖的 PCOS 患者,建议采用限制饮食热量并结合运动的策略以减轻体重,如果能够减轻初始体重的 5%~10%,不少人就可以恢复正常排卵和月经了,这样就可随访观察,暂时不吃药。

PCOS 的药物治疗还需结合不同的年龄和生活阶段综合考虑。短时间内没有生育需求的生育年龄女性,可以选择周期性服用孕激素

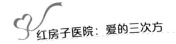
或短效口服避孕药,形成规律的月经周期,同时避免长期排卵障碍、缺乏孕激素对抗而导致的子宫内膜异常增生甚至病变;有生育需求的女性则可以适时选择促排卵药物并监测排卵,增加受孕机会。其他可供选择的药物还有胰岛素增敏剂,比如常用的二甲双胍等,可有效改善胰岛素抵抗和代谢异常。

此外,PCOS 患者即使绝经后也需要关注并积极预防上述代谢性疾病和心血管疾病的发生。

或许有患者疑惑:中药好? 西药快? 多囊卵巢综合征究竟怎么办? 我们的建议是:尝试中西医结合治疗。在调整月经方面,西药有激素类药物,中药也有非常好的药方。如果需要降雄激素,口服避孕药、个体化的中西医结合治疗都会有很好的效果。针对代谢异常的多囊卵巢综合征,如果患者体形偏胖,中医的很多食疗、药方都可以有效帮助调整代谢。

二、"胖多囊""瘦多囊",应当如何自我管理

"胖多囊"姑娘应当注意:

第一,低能量健康饮食。适当减少糖分摄入,尤其是含糖饮料、甜点心;适当补充高纤维食品,比如早餐喝一杯低脂或是脱脂牛奶,再加上无糖燕麦片、一个白煮蛋,均衡膳食。

第二,加强锻炼,以有氧运动 + 阻力运动为主。如果体重超重太多,早期锻炼时可以选择快走,以便更好地保护关节。等体重减轻后再选择其他运动,如非常流行的"TABATA 燃脂训练""HIIT 高强度间歇训练"等。运动要量力而行,可选择游泳、骑车等对膝盖压力不大的有氧运动。

"瘦多囊"的姑娘则需注意运动管理,治疗更多需要通过阻力训练来增加肌肉,肌肉含量越高,对血糖和胰岛素的控制就越好。

小黑板

　　PCOS 是一种需要终身管理的疾病。生活方式的调整和降低体重是肥胖 PCOS 女性的首要治疗方案，药物治疗需要结合不同的年龄和生活阶段，根据患者的需求进行选择。

题目自测

1. 判断题：多囊卵巢综合征只是导致月经不规则，其他没什么影响，可以不治疗。

　　A. 正确　　　　　　　　　　B. 错误

2. 判断题：多囊卵巢综合征女性完成生育后就没关系了，不需要长期随访。

　　A. 正确　　　　　　　　　　B. 错误

（张　炜、李雪莲）

答案：1. B；2. B

生命通道，完成精卵"鹊桥会"

一、生命通道——输卵管

输卵管是女性生殖系统的重要组成部分，与卵巢合称为子宫附件。它是一对细长而弯曲的肌性管道，内侧与子宫角相连通，外端游离呈伞状，与卵巢相近，全长8～14cm。根据输卵管的形态，由内向外可分为间质部、峡部、壶腹部及伞部。

人类的组织器官是大自然的杰作，无不具有精妙的结构与功能，输卵管就是奇迹之一。输卵管绝不是简单意义上的一根管道，这条"生命通道"，可供精子与卵细胞像牛郎与织女一样完成鹊桥相会。

精子通过宫颈进入宫腔，沿着输卵管腔向远端前进。卵细胞从卵巢排出后，会被一个柔和的"手"（输卵管伞部）拾获，进入输卵管，即"拾卵"。输卵管的壶腹部是精子与卵细胞相会的浪漫之地，精卵在此处结合形成受精卵。随后，受精卵借助输卵管蠕动和输卵管上皮纤毛推动向宫腔方向移动，同时开始分裂增殖，受精后第四日，早期囊胚顺利进入宫腔，之后植入子宫内膜中继续生长发育。

作为受精场所及运送受精卵的通道，输卵管为生命的缔造提供了无与伦比的条件，以至于至今没有任何一种医疗技术可以复制输卵管的结构与功能。

二、输卵管病变引发各类妇科疾病

通往"好孕"的必经之路，有时也会亮起红灯。输卵管病变是引起女性不孕的主要原因之一，当存在输卵管梗阻、积水等妨碍精子卵子相遇的病变时，二者无法正常结合，自然无法形成胚胎。

此外，输卵管炎症、输卵管妊娠史或手术史、输卵管发育不良或功能异常等，都易导致更严重的后果：输卵管妊娠。这是异位妊娠最常见的一种，习惯称"宫外孕"，也就是受精卵在子宫腔以外的部位着床，是妇产科常见的急腹症（见右图）。

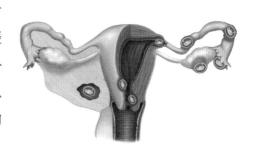

"小迷糊"受精卵还没走到子宫腔就心急住错了家，而输卵管管腔狭小，管壁薄且缺乏黏膜下组织，无法为受精卵提供顺利生长发育所需的环境，受精卵往往发育不良，常造成输卵管妊娠破裂、流产等。临床表现包括停经、腹痛、阴道流血等，需借助超声、hCG 测定等辅助检查来确诊，依据患者情况，采取手术治疗、药物治疗等措施。

三、揭晓三种输卵管检查常用方法

在不孕不育的诊断中，输卵管检查是一项重要内容。输卵管检查的主要目的是观察其是否畅通，了解宫腔和输卵管腔的形态及输卵管的阻塞部位。常用的方法有输卵管通液术、子宫输卵管造影术、妇科内镜输卵管通畅检查等。

1. 输卵管通液术：检查者通过导管向宫腔内注入液体，根据注液阻力情况和回流情况等判断输卵管是否通畅。

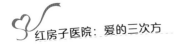

2. 子宫输卵管造影术：包括子宫输卵管造影(HSG)和超声下子宫输卵管造影(HyCoSy)。前者是通过导管向宫腔及输卵管注入造影剂,行 X 线透视及摄片,根据造影剂在输卵管及盆腔内的显影情况了解输卵管及宫腔情况;后者能在超声下实时动态观察造影剂流动与分布。这种方法损伤小,准确度较高,具有较高诊断价值。

3. 妇科内镜输卵管通畅检查：需腹腔镜或宫腔镜等协助开展。其中腹腔镜直视下输卵管通液检查准确度较高,是输卵管通畅检查的"金标准"。但由于腹腔镜是一种有创检查,需在有指征的情况下进行选择。

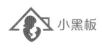小黑板

　　输卵管是女性生殖系统的重要组成部分,是受精场所及运送受精卵的通道,其病变可引起女性不孕,也易导致输卵管妊娠。

题目自测

1. 精卵结合发生在哪里?
　　A. 输卵管　　　　　B. 子宫　　　　　C. 卵巢
2. 异位妊娠最常见的是下列哪种?
　　A. 卵巢妊娠　　　B. 输卵管妊娠　　　C. 宫颈妊娠

作者介绍

　　李宇祺　复旦大学附属妇产科医院妇科微创方向研究生,主要研究方向为生殖道畸形相关疾病。

答案：1. A;2. B

输卵管健康受哪些因素影响

小曼结婚已经快三年了，跟丈夫努力备孕好久无果，最近被戴上了"不孕症"的"帽子"。原来，经过医院的检查，导致小曼不孕症的罪魁祸首是输卵管阻塞。

输卵管阻塞可以造成女性不孕症、异位妊娠。而造成输卵管堵塞的原因则以输卵管炎，输卵管积水，囊肿，子宫内膜异位症等最为常见。假如身体出现下腹坠胀感伴有疼痛，腰骶部酸痛、劳累后加剧，月经不调，分泌物增多等症状时就要当心了，这些都有可能是输卵管损伤后的表现。

那么究竟有哪些因素会影响输卵管健康呢？

一、人工流产易致慢性输卵管炎，引起输卵管阻塞

多次人流、不全流产等易导致慢性输卵管炎，而后者正是导致输卵管堵塞的常见病因，致病病原体常为细菌、病毒、支原体等。

因此，在没有生育计划时，要做好严格的避孕措施。人工流产对

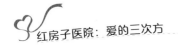
女性伤害非常大,流产后若是护理不当,细菌进入体内,输卵管产生继发性感染,是非常容易导致堵塞不孕的。如果要进行人流手术等,要注意选择正规医院进行,在术后不仅要注意伤口的护理,还需多注意饮食、休息等,补充营养,促进恢复。

二、不良性卫生习惯易引发输卵管感染或阻塞

第一,避免经期性交导致经血逆流。细菌可沿生殖道黏膜上行蔓延,导致输卵管炎性改变,继而引发输卵管堵塞,重者可引起急性盆腔炎。

第二,注意经期卫生。经期是女性抵抗力较为薄弱的时候,此时最易受到外界的感染,应多注意个人卫生,特别是外阴的卫生,避免细菌滋生。应常换卫生棉和内裤,保持私处的清洁干燥。

第三,避免不节、不洁性活动。盆腔炎性疾病多发生在性活跃期妇女,尤其是初次性交年龄过小、有多个性伴侣、性交过频以及性伴侣有性传播疾病者。因此,在进行性行为前要多注意个人以及性伙伴的卫生。

三、下生殖道及邻近器官炎症影响生殖器官健康

第一,下生殖道感染如淋病奈瑟菌性子宫颈炎、沙眼衣原体性子宫颈炎以及细菌性阴道病与盆腔炎性疾病的发生密切相关。

第二,阑尾炎、腹膜炎等蔓延至盆腔,也是导致输卵管堵塞的原因之一。

第三,当出现妇科肿瘤、异常子宫出血等造成月经过多、经期延长等不规则的阴道流血时,如果没有及时治疗,继发感染导致输卵管堵塞,也会使得输卵管功能受到影响,造成不孕。

因此,如果发生妇科及邻近器官炎症,一定要及时彻底地治疗,预防炎症蔓延,保证生殖器官健康。

 小黑板

预防输卵管相关疾病,首先应该注意性卫生,避免经期同房,经期及时更换卫生巾;在没有生育计划时做好严格避孕;人工流产等手术时选择正规医院,谨遵医嘱;及时治疗妇科炎症;定期查体;积极锻炼,增强体质等。

题目自测

1. 没有做过人工流产就不会有输卵管堵塞吗?

    A. 是   B. 不是

2. 下列哪项不是保护输卵管的措施?

    A. 注意个人性卫生   B. 定期查体

    C. 没有生育要求时做好避孕   D. 经期同房

作者介绍

任庭婷   复旦大学附属妇产科医院硕博连读生在读,从事宫颈癌方向研究。

答案:1. B;2. D

输卵管堵塞也有恶性的吗

今年30岁的小李和丈夫备孕3年仍未怀孕,来医院检查后发现是由于双侧输卵管肿瘤导致堵塞。医生告诉小李需要进一步检查以鉴别肿瘤的良恶性。如果是良性肿瘤,那可以切除患侧输卵管采取"试管婴儿"。如果是恶性肿瘤,那小李不仅终身失去做母亲的权利,甚至危及生命。小李听到这些,眼泪夺眶而出,她怀着最后一丝希望问医生:"真的只能这样了吗?"医生很同情小李,却也只能无奈地点了点头。

我们有没有可能发现、预防或减少输卵管堵塞的风险呢?那就需要找到造成堵塞的始作俑者了。

一、输卵管堵塞原因,有以下几种可能

1. 衣原体或淋球菌等病原体引起的盆腔炎性疾病(主要原因):女性盆腔的组织器官炎症,如子宫、卵巢、结缔组织或输卵管炎症,都可以造成输卵管积水、积脓及形成包块,进而影响输卵管通畅度。

2. 内分泌调节紊乱：输卵管的功能受到雌、孕激素的调节，内分泌功能紊乱可影响输卵管的正常蠕动功能。

3. 输卵管的手术操作：手术操作不当可以造成输卵管粘连狭窄，甚至堵塞。

4. 输卵管发育异常。

5. 输卵管肿瘤。

大部分造成输卵管堵塞的原因还是有解决办法的。但对于输卵管肿瘤造成的堵塞，我们要提高警惕！别看输卵管肿瘤少见，要是碰上了或许就不是单纯解决不孕问题了。如果是良性肿瘤，那可以松一口气；但要是恶性肿瘤，那么失去的不单是拥有自己宝宝的权利，还可能包括生命。

二、输卵管堵塞有可能是恶性肿瘤吗

输卵管堵塞一般无明显症状，大多数患者都是因为多年未孕，经过一系列检查才发现输卵管通畅度异常的。大部分输卵管恶性肿瘤早期也是没有特异症状的，这就可能使女性朋友掉以轻心。

当出现以下情况时，请大家留个心眼，尽早做个检查，说不定可以抓住输卵管恶性肿瘤的"小尾巴"。

1. 阴道排液：又称为外溢性输卵管积水，多为清亮或微带血性，一般无气味，多数人会以为是阴道炎或是尿失禁而延误治疗。

2. 下腹疼痛：多表现为一侧间歇性钝痛或痉挛性疼痛。

3. 下腹部或盆腔肿块：多在妇科检查或是影像学检查发现腹部一侧有肿块，且实质性、活动度受限。

4. 腹部膨隆：多为肿瘤引起的腹水造成。

5. 输卵管癌肿压迫附近器官或广泛转移时可出现腹胀、尿频、肠功能紊乱及腰骶部疼痛等。

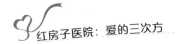
这些症状中，阴道排液、下腹疼痛及盆腔肿块是输卵管恶性肿瘤的"经典三联征"，但只发生在约 15％ 的患者中。

 小黑板

近年来，由输卵管因素造成的女性不孕症逐渐增加，输卵管恶性肿瘤也有增加和年轻化趋势。因此建议女性至少每年行 1 次妇科超声检查，特别是备孕一年以上未孕的女性最好和伴侣一起尽早就医咨询。

 题目自测

输卵管恶性肿瘤的"经典三联征"是什么？（多选题）

A. 阴道排液   B. 腹部膨隆

C. 盆腔肿块   D. 下腹疼痛

作者介绍

杨诗敏 复旦大学附属妇产科医院临床型研究生。主攻方向：宫颈癌及生殖内分泌疾病的诊疗研究。

答案：A、C、D

不需要麻药的 HSG 和 SSG 术

> 小王 30 岁了，结婚 3 年，未避孕，但也没怀孕。近半年来，婆婆委婉地表示想当奶奶了，小王和老公也想晋升为父母，开始积极备孕，可她肚子老是没有动静。单位每年都安排员工体检，妇科超声结果也是正常的，到底哪里出了问题？
>
> 医生详细询问了小王的病史，得知她在大学时怀孕过一次，做了人流，诊断小王是继发性不孕，并开了一系列相关检查。子宫输卵管造影显示"双侧输卵管通而极不畅"。经过介入手术治疗，小王恢复得很好，顺利怀孕，足月生了一个大胖小子。

一、检查输卵管畅通性的金标准

世界卫生组织（WHO）将不孕症定义为有规律性生活，未采取任何避孕措施，至少 1 年仍未受孕。输卵管病变则是女性不孕症的主要原因之一，占 25％～35％，所以不孕症患者常需要检查输卵管。

影像学检查在女性输卵管不孕症的评价中起关键作用，通常采用

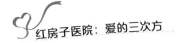
X线下子宫输卵管造影（HSG）。HSG是目前诊断输卵管通畅性最常用的方法，对输卵管通畅程度的诊断准确度高，是具有循证医学A级证据、无创检查输卵管通畅性的金标准。其他检查方法还有超声子宫输卵管造影等。

若要做HSG检查，必须牢记：月经干净后不要同房！在月经干净后的第1～3天来看医生，检查白带常规，15分钟不到，结果就会出来。若白带常规正常，医生就会开出HSG申请单。HSG检查需要在月经干净后3～7天且排卵前进行。

二、不麻醉、不太痛的介入手术

若HSG检查显示子宫输卵管通而不畅、通而极不畅、近端阻塞或峡部阻塞等情况，则建议进行介入疏通输卵管手术——选择性输卵管造影（SSG）＋输卵管疏通术（FTR），一般简称SSG术。该手术属于介入治疗，主要是介入导丝疏通输卵管，能够提高输卵管再通率，纠正输卵管功能障碍，恢复管腔通畅度，从而能够提高患者的备孕效率、妊娠率，降低宫外孕风险。

目前，"红房子医院"的HSG检查和SSG术是不需要打麻药的。

HSG检查采用的是放射科自行研发的国家实用新型专利器械——"无创子宫输卵管造影通液器"，不进宫腔，不需要用到宫颈钳。做过HSG检查的患者一致表示没有痛感！

SSG术比"无痛"的HSG痛一点点儿。患者普遍反映为酸胀或酸痛，但都可以耐受。

需要注意的是，输卵管积水等并不适合SSG术，要根据介入医生、临床医生分析和判断进行治疗。

小黑板

SSG 术后两周禁性生活，可淋浴，不可盆浴，不需要特别忌口。备孕过程中还是要尽量避免暴饮暴食，避免油腻、辛辣、生冷食物，以清淡饮食为主，多吃水果蔬菜，注意早睡早起，保证休息和心情舒畅。

题目自测

1. 备孕时间超过多久算不孕症？

    A. 1 年   B. 1 年半   C. 2 年

2. HSG 手术后多久不能同房及盆浴？

    A. 1 周   B. 2 周   C. 1 个月

作者介绍

张国福 复旦大学附属妇产科医院主任医师。

专业擅长：CT、MR 诊断，胎儿 MR 检查；输卵管性不孕症的介入治疗（SSG + FTR）；血管介入：子宫肌瘤/腺肌病、产后出血、切口妊娠、子宫动静脉畸形/动静脉瘘、盆腔淤血综合征等的介入治疗；凶险型前置胎盘之腹主动脉球囊导管预置术；下腔静脉滤器植入术；输液港植入术。

答案： 1. A；2. B

输卵管出问题，切还是不切

> 黄女士结婚已经三年了，但一直怀不上孕，近半年更是出现了下腹痛、经量减少等问题。小两口有些着急了，只好去医院做了检查。原来是因为黄女士的输卵管近端梗阻，重度积水，导致怀孕困难。
>
> 黄女士接受了选择性输卵管通液术后，效果并不理想，于是医生建议切除输卵管。黄女士不想放弃，几经辗转，来到"红房子医院"。医生询问病史和检查评估后，给她做了输卵管整形造口术和药物治疗。术后7个月，黄女士欣喜地发现自己成功怀孕了。

输卵管疾病可谓是备孕路上的拦路虎，该拿它怎么办？在技术手段不发达的年代，办法往往就是"一切了之"。但是对于有生育要求的女性而言，切除输卵管就是切除了她们怀宝宝的希望。

一、"十八般武艺"保留"生命通道"

可喜的是，现在，根据不同的病症和患者需求，医生有"十八般武艺"来对付生病的输卵管。

❶ 输卵管炎症及子宫内膜异位症

首先应进行针对性的病因治疗。当出现炎症问题时,及早至医院就诊,找出发炎的病因,采用有针对性的抗生素或抗结核治疗,也可加用活血化瘀、清热解毒的中药。经过规律治疗、充分休息,大多数炎症都可以得到控制。但当病情发展,形成盆腔脓肿、输卵管卵巢脓肿或积脓时,应选择手术治疗。

对于有怀孕需求的患者来说,一旦炎症或者子宫内膜异位症导致输卵管脓肿、积水、粘连、阻塞,自然怀孕将十分困难。此时,手术治疗是最佳选择,但也并非一切了之。可进行输卵管通液术、整复术、粘连松解术,恢复输卵管的正常功能。

对于无生育要求的患者来说,也可进行输卵管切除术。

❷ 输卵管妊娠

输卵管妊娠(宫外孕)十分危险,但也并非只能挨刀。医生会根据各项指标判断患者情况,采取药物治疗或保守性手术,保留输卵管生育功能。但当输卵管破裂无法修补、功能丧失时,切除患侧输卵管是更为安全的方式。

❸ 输卵管肿瘤

输卵管肿瘤虽然少见,不过一旦发生均需手术治疗。良性者一般行输卵管切除术,恶性者则应根据分期和类型实施手术为主的综合治疗。

二、跳绳可以疏通输卵管吗

在网络平台上,常可见到"跳绳可以治疗输卵管不通"这样的说法,这是真的吗?

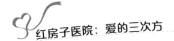
生命在于运动,规律运动对人体的好处不言而喻,可以增强免疫力、促进人体新陈代谢、对机体各大器官系统均有积极影响。研究表明,长期且规律的运动还可以改善子宫动脉循环,提高子宫内膜容受性,或可"助孕"。跳绳作为运动的一种,自然对人体也有裨益,但是尚无研究表明跳绳对输卵管复通有治疗作用。对于输卵管阻塞患者而言,器质性改变已经形成,应考虑进行手术疏通。

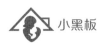 小黑板

女性朋友们不必把输卵管问题看作洪水猛兽。目前针对输卵管问题的各种治疗方式业已成熟,因症施治,谨遵医嘱,"好孕"很快就会来的!

题目自测

哪种疾病必须进行手术切除?

A. 输卵管炎症

B. 输卵管妊娠

C. 输卵管子宫内膜异位症

D. 输卵管肿瘤

作者介绍

汪雨萌 复旦大学附属妇产科医院妇科肿瘤方向博士生。

专业擅长:宫颈癌以及癌前病变的诊疗研究。

答案:D

外阴长苔藓？ 好吓人

时尚又爱美的圆圆非常烦恼。她时常有外阴瘙痒，用较热的水或者沐浴液清洗一下，基本就缓解了。最近半年，感觉瘙痒加剧，热水清洗后还忍不住搔抓，局部都有了破溃。自己偷偷地看了一下，发现外阴都水肿了，有点硬硬的，颜色还有点白。加上这几天"姨妈"快要驾到，外阴瘙痒难忍、灼痛，还有大量豆腐渣样白带。

圆圆买来网红洗液冲洗外阴和阴道，症状不减反而更重。来到医院就诊，通过检查化验，诊断为慢性单纯性苔藓合并外阴阴道假丝念珠菌病，后者也就是常说的霉菌。圆圆不理解，自己平时挺注意卫生的，为什么还会有霉菌？另外苔藓是什么？外阴有苔藓？这也太吓人了。

作为女性下生殖道的第一道防线，外阴意义非凡。外阴处大小阴唇天然闭合，就像阴道口和尿道口的两扇守护大门。这两扇大门可以屏蔽掉近乎一半的细菌病毒，一定要做好功课，悉心呵护。如果该防线受威胁，细菌入侵上行，外阴炎、阴道炎、盆腔炎或随之而来。

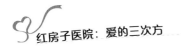

由于结构差异、环境更封闭、潮湿及容易受到摩擦，外阴组织的渗透性高于裸露皮肤。外阴皮肤特别容易受到刺激物影响。

一、痒、痒、痒

最常见的症状为瘙痒，可十分剧烈并在夜间发作。其他症状包括烧灼感、刺痛感或擦痛。高温、出汗、应激或月经可能会加重症状。患者担心外阴不够清洁而自行用药并过度清洗时，症状会加重。

外阴皮炎是最常见的外阴皮肤病，1/3～1/2 的外阴瘙痒源于外阴皮炎。患外阴皮炎的女性常有长期刺激或瘙痒，因此会持续摩擦并搔抓外阴。这些行为导致真皮层发生组织学改变，即慢性单纯性苔藓。

二、囊肿、脓肿和感染

前庭大腺位于双侧大阴唇后方，开口于小阴唇与阴道口之间。前庭大腺的主要功能为分泌黏液，润滑阴道和外阴。当外阴防线受威胁，病菌感染，或外伤挤压等，造成导管开口阻塞，便形成囊肿，伴细菌感染者甚至形成脓肿。

外阴大小阴唇、阴阜被覆阴毛，是女性第二性征的标志，抵抗病菌入侵，减少摩擦，还可以帮助散发汗液和气味。当刺激挤压影响毛囊时，容易使细菌入侵，引起毛囊炎甚至蜂窝织炎。因此尽可能保持外阴清洁、干燥，避免刺激和挤压，避免皮肤破损。

阴毛是外阴的保护伞，然而，有一种情况下需要把阴毛剃除——阴虱。后者是通过同房或接触感染性衣物后感染，阴虱成虫及幼虫附着在阴毛上，虫卵附着在毛囊处，繁衍生息，导致瘙痒、感染等。切记注意安全、卫生、性生活用避孕套。

三、娇嫩"门户"需要悉心照顾

外阴是很娇嫩的一道屏障,过度刺激,会使外阴皮肤组织增生、隆起、水肿、变硬,越痒越抓,越抓越痒。

圆圆患的慢性单纯性苔藓是一种继发于过度摩擦、搔抓的皮肤疾病。仔细询问,原来圆圆平时工作经常熬夜,为了缓解压力,她特别喜欢吃甜食。休息不好,使得圆圆抵抗力降低,增加了细菌入侵概率;而甜食过多,则造成了阴道 pH 改变,乳酸菌含量降低,菌群失调。

另外,圆圆平日喜欢穿丝袜、牛仔裤。过紧的衣物容易使外阴局部潮湿,影响微环境;衣物过紧,反复摩擦外阴,也会造成瘙痒不适,造成慢性单纯性苔藓。所以,生活工作中我们要穿纯棉的、透气的衣物。还要适度减肥,肥胖、双腿长期摩擦,局部湿热,一样容易引起症状。

 小黑板

少吃甜食,戒烟酒。

同房时戴避孕套,注意休息,适度锻炼、减肥。

穿宽松纯棉衣裤,不要经常穿紧身衣、连裤长腿袜。

内裤要勤洗勤换勤晒,不要经常穿一次性内裤。

经期勤换卫生巾。

不要用热水肥皂等刺激物洗外阴,不要搔抓,及时就医。

题目自测

1. 为了清洁，可以每天使用护垫吗？

　　A. 可以　　　　　　　　　　B. 不可以

2. 下列哪项清洁方式正确？

　　A. 较热的水洗　　　　　　　B. 肥皂清洗

　　C. 淋浴清水清洗

作者介绍

　　李　清　复旦大学附属妇产科医院主治医师。擅长阴道镜检查，宫颈癌前病变、子宫内膜息肉等疾病的诊治。

答案：1. B；2. C

外阴癌有哪些预警信号

陆阿姨退休后，开始过上了含饴弄孙的退休生活。可是，近段时间以来陆阿姨总感觉外阴瘙痒不适，起初没放在心上，也不好意思和家人说。最近瘙痒的感觉明显加重，自己用洗液仔细护理一段时间后仍然不见好转；又去药房买了止痒药膏，也不能缓解，甚至还开始破溃出血。

陆阿姨终于意识到问题的严重性，这才悄悄告诉女儿。在女儿的陪同下，陆阿姨来到医院，一番检查下来，确诊：外阴癌。医生建议尽快手术。

外阴癌主要发生在老年妇女，尤其60岁以上者。最常见的为外阴鳞状细胞癌，占外阴恶性肿瘤的90％，其他病理类型较罕见（包括基底细胞癌、Paget病、恶性黑色素瘤等）。好发部位为大阴唇、小阴唇和阴蒂。

一、谁是外阴癌的始作俑者

外阴癌确切的病因仍然不明，与以下因素有关：

①**HPV 病毒感染：**研究发现，HPV 病毒不仅仅是宫颈癌的病因，与外阴癌前病变及外阴癌也有相关性。

②**外阴上皮内瘤变(VIN)：**若外阴 VIN 没有及时发现和治疗，可能缓慢发展至浸润癌。VIN 分为普通型 VIN 和分化型 VIN，前者与高危型 HPV 感染相关；而后者则与 HPV 感染无关，病变在外阴硬化性苔藓基础上发生。

③**吸烟：**吸烟抑制人体免疫力，不能抵抗病毒等感染，可导致肿瘤发生。

④**性传播疾病和性卫生不良：**国外研究表明，患梅毒等性传播疾病者、多名性伴侣者，外阴癌的患病风险增加。

⑤**外阴硬化性苔藓：**外阴硬化性苔藓是以外阴、肛周皮肤萎缩变薄为主的皮肤疾病，是最常见的外阴白色病变，也就是俗称的"外阴白斑"中的一种。病因不清，可能与自身免疫、遗传易感倾向及内源性激素水平低等因素有关。最常见的症状是顽固性瘙痒。有一定的恶变率，恶变率为 0.3%～4.9%。未经治疗的患者罹患外阴鳞状细胞癌的概率是正常人的 300 倍，经过规范治疗可使恶变风险明显降低。

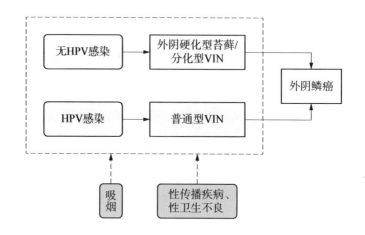

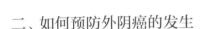

二、如何预防外阴癌的发生

针对以上所述的发病因素，我们可以采取以下措施来积极预防：

❶ **预防 HPV 感染**：接种 HPV 疫苗。

❷ **养成良好的卫生习惯**：注意外阴部清洁卫生，穿透气、舒适的棉质内裤。不盲目使用刺激性强的药物清洗外阴。

❸ **重视性卫生**：固定性伴侣，性生活适度。注意双方生殖器官的清洁卫生，性生活时戴避孕套。

❹ **养成健康的生活方式**：不吸烟，加强锻炼，增强机体抵抗力。

❺ **定期体检**：有性生活后定期妇科体检，筛查 HPV。

❻ **积极治疗**：已有外阴病变者及时治疗，定期随访。

出现以下症状时应尽早去医院检查，千万别因为羞于启齿而耽误病情：①外阴瘙痒、疼痛（是外阴癌最常见的症状，久治不愈的顽固性瘙痒千万要引起警惕）；②排尿灼痛、困难（肿瘤累及尿道可影响排尿）；③外阴结节或肿物，可有破溃出血；④腹股沟淋巴结肿大。

 小黑板

外阴癌主要发生在老年妇女，鳞状细胞癌是最常见的病理类型。HPV 感染、外阴病变、吸烟、性卫生不良等均为发病的影响因素。预防方法包括定期去医院进行 HPV 筛查及妇科体检、重视性卫生、养成良好的卫生习惯和生活方式。一旦出现可疑症状如外阴瘙痒、破溃、肿块等，须尽快至医院就诊检查。

1. 外阴癌患者一定有 HPV 感染吗？

　　A. 是　　　　　　　　　　　B. 不是

2. 出现哪些症状需要警惕外阴癌？（多选题）

　　A. 久治不愈的外阴瘙痒　　　B. 外阴溃疡

　　C. 外阴肿块

作者介绍

　　瞿欣瑜　复旦大学附属妇产科医院妇科肿瘤方向八年制研究生，主攻宫颈癌等妇科恶性肿瘤的诊疗研究。

答案： 1. B；2. A、B、C

外阴，洗洗更健康吗

三十出头的小林因为阴部瘙痒、白带增多就诊。据了解，去年小林在看直播时，看到许多主播推荐阴道健康洗液，据说可以调节阴道酸碱度，预防阴道炎，且有淡淡的香味。被强烈"安利"到的小林开始每天使用。

但今天，小林的白带化验却提示"念珠菌性阴道炎"。小林感到不解，为何我每天用洗液清洗外阴及阴道，却患上了阴道炎？

在门诊中，我们经常遇到女性因滥用药物洗液引发疾病。不少女性在某书、某宝、某视频等媒体社交平台上会收到推送："某某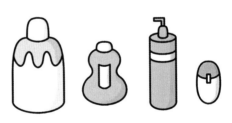妇科洗液，洗了更健康"。从国产到进口，各种品牌的妇科洗液琳琅满目，不少女性心甘情愿地冲着广告宣传的效果买买买。她们认为每日用洗液，可以起到清洁保健、预防阴道炎症的作用。其实不然，阴道炎作为最常见的妇科病，多与清洁方法不当有关。现在，洗液广告铺天盖地，其中一部分对洗液作用过度渲染，因而造成了一些错误观念。

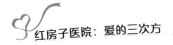

一、外阴洗液,到底是科学还是骗局

正常育龄妇女阴道本身已具自净能力,频繁地应用洗液冲洗阴道,反而会削弱阴道自身的自净能力,引起阴道炎症。看到这,有人可能会问,那就不冲洗阴道,光用洗液洗一下外阴总行吧?其实,正常情况下,长期反复用洗液清洗外阴也是不适宜的。因为过度清洁会破坏皮肤表面的保护膜,使皮肤油脂减少,皮肤过干,可能引起外阴瘙痒。

因为目前市面上销售的很多阴道洗液都是碱性的,会影响阴道的pH,而且有些洗液里面会含一些化学药物成分,有可能引起皮肤过敏。阴道的酸性环境适宜正常菌群的生长,对我们阴道的健康大有好处,若女性天天使用洗液清洗阴道的话,会影响这些天然的屏障,不仅起不到杀菌的作用,反而会中和了阴道内的酸性,使得阴道菌群失调,抵抗致病菌的能力大大下降,在病菌入侵时没办法抵抗,从而更容易感染炎症。

二、正确的外阴保护清洗是怎样的

1. 备好专用的清洗用具,清洗用具在使用前要洗净,毛巾使用后要在太阳下晒干,有利于杀菌消毒。

2. 用温的清水清洗,性生活前后要清洗外生殖器,避免细菌残留。注意避免使用沐浴露以及肥皂,特别是各种洗液清洗阴道。例假期间,要勤换卫生巾,以免血渍成为细菌的培养基。

3. 大便后最好养成用温水清洗肛门的习惯,可避免粪便内含有的肠道细菌趁机入侵阴道,引起炎症。

4. 应穿透气、舒适的棉质内裤,拒绝闷热不透气的化纤衣裤、紧身裤等。

5. 如果白带化验结果提示有阴道炎,则需要正规药物治疗,常见阴道炎有念珠菌阴道炎、滴虫性阴道炎、细菌性阴道炎等。每一种阴道炎都有特殊的治疗药物,正确的做法是,通过白带化验找出致病菌,在使用针对性阴道栓剂的同时,配合使用洗液。

 小黑板

最好方法就是用温的清水清洗外阴,尤其是性生活前后和月经期。勤换内衣,定期体检,若有阴道瘙痒、白带异常,应及时就诊,正规用药。

题目自测

1. 经常应用阴道洗液可以预防阴道炎吗?

　　A. 可以　　　　　　　　　　B. 不可以

2. 如何进行阴道洗护?

　　A. 用洗液清洗　　　　　　　B. 用清水清洗

3. 内裤更换的频率是:

　　A. 两天一次　　　　　　　　B. 每天一次

作者介绍

刘晓彤 复旦大学附属妇产科医院住院医师。

专业擅长:宫颈癌及生殖道畸形的诊疗研究。

答案: 1. B; 2. B; 3. B

外阴痒，就是阴道炎作祟吗

每当气温飙升的时候，汗液分泌旺盛，加上久坐缺乏运动，或是长时间穿着不透气的衣物，"痒"往往就会找上门来。身边也常有姐妹问我这样的问题："夏天内裤老是湿答答的，我是不是得阴道炎了？""我要不要拿私处洗液洗一洗？"

可见外阴瘙痒确实是姐妹们的大敌。

一、关于外阴瘙痒的常见误区

1 误区一：痒就是得阴道炎了

外阴瘙痒和阴道炎并不能画上等号。除阴道炎症外，导致外阴瘙痒的原因还有很多。在门诊，就见过挺多姐妹，她们因为滥用了各种洗剂，或是穿不透气的紧身内衣裤、采用不正确的外阴清洁方式导致了外阴瘙痒。而且，一些良性或者恶性的外阴病变也可以引起下半身的不适，例如阴道鳞状上皮增厚、外阴硬化性苔藓、外阴白斑。

所以，痒≠阴道炎。

2 误区二：痒嘛，"屏一屏"（沪语，"忍一忍"之义）就过去了

说起外阴瘙痒，听到最多的形容词就是"如坐针毡"，可见，小小的瘙痒，大大影响工作效率和生活质量。大多数姐妹开始想着"屏一屏"，但"屏"着"屏"着就"屏不住"了，最终还是选择跑来医院。

但是这个"屏"的过程大大拖长了就医时间，带来了很多本可以避免的风险。比如，一些生殖道炎症会通过性生活传染给男性，男性患病后如果不及时处理，这些病菌就随性生活在性伴侣之间来来回回互相传染，导致两人的炎症反反复复总是不好。再比如，一些瘙痒本身就属于癌前病变，如果不及时发现，反而延误了治疗。

二、及时就医，给"瘙痒"下定论

简单来讲，四个字：及时就医。医生通过询问病史、体格检查，结合一些必要的辅助检查，就可以给"瘙痒"下个定论。

① 炎症

外阴瘙痒最常见的病因要数炎症。它的高发病率离不开女性外生殖器所处的特殊位置：前邻尿道，后邻肛门。所以，它容易遭受到经血、阴道分泌物、尿液、粪便的刺激，产生炎症。

其次，姐妹们常常说的豆渣样白带、异味白带往往提示阴道炎可能，包括真菌性阴道炎、滴虫性阴道炎等。阴道分泌的异常阴道分泌物刺激外阴皮肤，从而诱发瘙痒。

外阴和阴道炎症的治疗，重在寻找病因。医生针对病因，对症下药。而姐妹们只要牢记一条原则：遵医嘱、足量、足疗程。在治疗期间，保持外阴干燥清洁，禁性生活，必要时性伴侣也同时治疗。这样，小小的外阴瘙痒也就能药到病除啦。

② 外阴病变

除了炎症，最需要姐妹们警惕的是外阴上皮的非瘤样病变，比如外阴鳞状上皮增生、外阴硬化性苔藓等。这些疾病不太常见，而且目前病因也尚未明确。经验性地通过普通的妇科检查是不足以下定论的，查明病因往往需要活检。

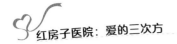

此外,有一部分外阴上皮的非瘤样病变属于癌前病变,所以这些疾病的诊治更需要谨慎。草率地用药反而容易延误或是掩盖病情,酿成大祸。

③ 外阴寄生虫

阴虱是外阴主要的寄生虫,它一般寄生于阴毛和肛周体毛里,引起瘙痒,尤其是在晚上。

听起来有点吓人,但诊断阴虱还是比较容易的,有时候甚至肉眼就能看见。确诊后,在医生指导下正确使用可杀灭成虫以及虫卵的药物,就可以做到药到病除。

④ 全身性疾病

糖尿病、过敏等全身性疾病也有可能造成外阴痒的症状,这时候就要积极治疗原发病,控制血糖。

⑤ 激素水平下降

已经绝经的老年女性,有时也会出现外阴瘙痒。排除前面提到的一些情况,如果判断是因为雌激素低下所引起的外阴及阴道瘙痒,可以在医生的指导下应用雌激素软膏来解决问题。

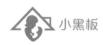 小黑板

外阴瘙痒尤其在夏天高发。其主要原因是外阴和阴道的炎症。姐妹们在平时就应该注意关键部位的通风透气,并正确清洁外阴。一旦发生外阴瘙痒或者其他不适,切忌盲目"屏一屏",或是自行滥用洗剂。而是应该及时就医,遵从医嘱,正确用药。

外阴瘙痒可以自己买药清洗吗？

A. 可以　　　　　　　　　　　　B. 不可以

（邵书锇）

答案： B

去看外阴瘙痒，会做什么检查和治疗

外阴瘙痒是一种症状而非疾病，外阴清洁度或衣物透气性欠佳等可致短暂性的非病理性瘙痒，但与其相关的病症也不少，所以当出现外阴瘙痒时，一定要到正规医院寻求治疗。那么，当我们因外阴瘙痒去医院就诊时，医生会做些什么检查和治疗呢？

一、相关检查

1 体格检查：体格检查是就诊过程中必不可少的步骤，通过体格检查，医生可以通过观察外阴表面皮肤、阴毛状况，明确或排除一些疾病（如寄生虫感染或湿疹等），协助下一步诊疗。

2 分泌物检查：阴道炎作为外阴瘙痒最常见的病因，白带的检查可以提供足够的诊断依据，白带检查大致可分成两种类型——白带常规和阴道分泌物培养。白带常规，即对白带的普通检查，多取材置于玻璃试管内，可根据白带清洁度（两个"＋"及以上为异常）判断是否患有阴道炎，其中的菌丝及滴虫检测可明确是否感染霉菌或滴虫，也是临床上最为常见的分泌物检查。而阴道分泌物培养，不同于白带常规的玻璃试管，其有专用的塑料取材管，检查也更为精准，主要对细菌、支原体、衣原体和淋球菌进行培养，明确是否有相应感染，并可根据结果指导用药，当症状明显但白带常规检查结果为阴性时，可选择进行阴道分泌物培养。

3 病理检查：当出现"外阴白斑"及其他难以诊断的皮损时，病理检查必不可少。利用阴道镜,医生可以更清楚地观察病变部位,并对病灶进行活检取材和病理检查,以明确病变性质。

二、治疗方法

1. 针对瘙痒,需根据白带常规或阴道分泌物培养报告对因治疗。针对不同病因,具体情况具体分析。比如若是与糖尿病有关,首先就应对其糖尿病进行治疗,进而再去治疗外阴瘙痒。对于老年性反复发作的阴道炎,可以运用雌激素进行疾病治疗。

2. 对症治疗,可以使用有止痒作用的洗剂、膏霜等,如炉甘石洗剂、苯海拉明软膏、皮质醇类软膏等。

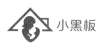 小黑板

外阴瘙痒是女性十分常见的症状,病因多种多样,治疗方式亦各有不同,需要依靠医生的专业水平方能"药到病除"。

 题目自测

外阴瘙痒就是阴道炎吗?

A. 是

B. 不是

作者介绍

郭靖婧 复旦大学附属妇产科医院硕士在读,研究方向以子宫内膜异位症为主。

答案:B

好痒，到底是白色病变还是湿疹

从青春期至今，小倩一直存在外阴瘙痒问题，并且外阴皮肤不断变白变厚，瘙痒也一直加重，晚上睡觉时尤其明显。小倩一直以为自己是外阴的湿疹，涂涂药膏就好了。直到她来到医院就诊，医生诊断：外阴白色病变。

一、何为外阴白色病变

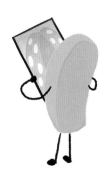

外阴白色病变是指女性外阴皮肤及黏膜组织色素改变的一组慢性疾病，主要包括外阴硬化性苔藓和外阴慢性单纯性苔藓。患者会出现外阴瘙痒、外阴皮肤黏膜不同程度的色素减退，也可出现增厚的苔藓样变或皮肤萎缩。

外阴硬化性苔藓病因尚不明确，目前研究认为与自身免疫、遗传、慢性刺激等因素相关。患者多以程度不一的瘙痒为主要表现，少数患者出现疼痛、性交疼痛及排尿困难。在早期表现为白色萎缩性丘疹，最常累及大小阴唇、阴蒂包皮、阴唇后

联合,也可蔓延至会阴并以锁孔的形式环绕肛门。由于受累皮肤脆性
增加,相对轻微的摩擦或者性交都可能导致出血、瘀点、紫癜和瘀斑等
表现,出现性交困难。随疾病进展,大小阴唇之间的界限消失,阴蒂包
皮融合并包埋阴蒂,疾病晚期,外阴苍白,失去正常生理结构,表现为
后侧针孔大小的开口。此外该疾病增加了患者发生外阴鳞状细胞癌
的风险。

外阴慢性单纯性苔藓多发生于大阴唇、阴唇间沟处,少数可见于
阴蒂包皮及阴唇后联合处,皮损可孤立或多发,主要表现为外阴瘙痒,
患者搔抓后导致瘙痒加剧,形成痒-抓循环,出现皮肤增厚,色素沉着,
皮肤纹理明显,呈苔藓样改变,同时可有搔抓引起的抓痕、皲裂、溃疡
等表现。

二、何为外阴湿疹

湿疹是一种皮肤损害,是由于某些外界或内在因素相互作用所致
皮肤退行性变态反应,易复发和慢性化。多年来,大家认为主要和细
菌及真菌感染相关,也可能与过敏相关。

湿疹的典型临床表现为皮肤干燥和重度瘙痒。在不同年龄患者
中,湿疹临床表现有所差异,成年人的湿疹通常更为局限性和苔藓化,
需要与外阴白色病变相鉴别。湿疹在不同发展阶段差异性较大,临床
表现多样:急性期表现为强烈瘙痒的红斑状丘疹和水疱,伴渗出和结
痂;而亚急性或慢性皮损表现为干燥、鳞屑或表皮剥脱性红斑状丘疹,
由于瘙痒剧烈,可出现长期抓挠导致的皮肤增厚(苔藓样变)及皮肤裂
隙,且不同阶段的病变可能同时存在。外阴湿疹多对称性发病,表现
为局部阵发性剧烈瘙痒,因过度搔抓、热水烫洗,呈红肿、渗出、糜烂,
长期反复发作可慢性化,皮肤浸润性暗红斑上有丘疹、抓痕及鳞屑,局
部皮肤肥厚、表面粗糙,有不同程度的苔藓样变。

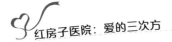

三、同样是"痒"，治法一样吗

不一样！不能自己随便买药涂哦！

外阴硬化性苔藓常需要通过活检进行组织病理学诊断，确诊后局部规范外用糖皮质激素，以减轻瘙痒症状，降低恶变可能，抑制疾病进展。但已有的外阴解剖改变，无法通过药物纠正。如果药物治疗无效，可考虑采用聚焦超声、CO_2 点阵激光等局部物理治疗手段。

对于外阴慢性单纯性苔藓，医生可以通过症状及体征初步诊断，根据病理活检结果确诊。确诊后可通过局部应用糖皮质激素药物控制瘙痒，症状缓解后可逐渐停用。如果症状严重或药物治疗无效，也可通过聚焦超声、CO_2 点阵激光等局部物理治疗，去除局部异常上皮组织和破坏真皮层神经末梢，从而阻断痒-抓循环。

对于湿疹的治疗，主要消除加重因素、恢复皮肤屏障功能及保持皮肤水分以及药物治疗皮肤炎症。基础治疗包括：

1. 选用棉质宽松凉爽的衣裤，多穿裙子；

2. 不食用辛辣食物以及自己吃了觉得瘙痒加重的食物；

3. 每天用温水外洗，禁用热水！

通常外用糖皮质激素为一线治疗方案，应根据皮损严重程度选择不同效价的糖皮质激素，此外，钙调神经磷酸酶抑制剂也有较好疗效。

具体使用方法要听医生的建议哦！切莫自行停药。不要谈激素色变。注意药膏要涂在白色、瘙痒处。涂对了是正作用，涂错了反而会有副作用。

小黑板

　　湿疹与外阴白色病变均表现为瘙痒,引起患者的搔抓行为,可导致皮肤黏膜破损和继发性皮肤苔藓样变(表皮增厚伴正常皮纹加深)。湿疹多表现为多形性及对称性皮损,随疾病进展阶段不同,皮损表现不同;外阴硬化性苔藓多伴有皮肤发白,结构萎缩;外阴慢性单纯性苔藓多表现有色素沉着、皮肤增厚。湿疹与外阴白色病变的治疗均可使用局部糖皮质激素,但外阴硬化性苔藓需长期、终身管理。

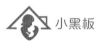 题目自测

患者女,轻度外阴瘙痒 2 年余,夜间加重,外阴皮肤变白,近一年来出现性交时疼痛,性交后皮肤裂口出血,查体发现左侧小阴唇萎缩消失,她认为自己得了外阴湿疹,准备去药店自己买药膏涂抹,可以吗?

A. 可以 　　　　　　　　　　 B. 不可以

(丛　青)

答案: B

外阴白斑会变成癌吗

优优最近外阴瘙痒难忍，感觉难以启齿，也不好意思去医院看，就自己到药店去买一些止痒的外用药膏来涂涂抹抹。用药后瘙痒所减轻，但停药以后过段时间又发作了。

优优打开手机搜索——"外阴白斑""外阴癌"，字字触目惊心。

所谓的外阴白斑，就是硬化性苔藓，短时间不会发生。患这个疾病的人一般会有长期的外阴瘙痒，迁延不愈，慢慢地会出现皮肤表面硬化、粗糙、瘙痒、溃疡和皲裂，发展严重的甚至会外阴萎缩或增生，如果不经过正规治疗可能发展成为外阴癌。

患者首先是发现外阴皮肤变白，皮肤越来越厚硬，瘙痒越来越重，越抓越痒，恶性循环，这种瘙痒尤其以晚上睡觉时更加明显。外阴白斑经常会从外阴炎症转变而来，所以积极治疗外阴瘙痒尤其重要。

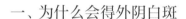

一、为什么会得外阴白斑

外阴白斑病因复杂，一般和患者内分泌失调、遗传、免疫代谢障碍等相关，不卫生的生活习惯也可能导致外阴炎症，从而引发外阴白斑。

❶ **自身免疫**：外阴白斑患者合并自身免疫疾病的概率明显高于健康人群，其细胞免疫和体液免疫状态都发生了改变。

❷ **遗传**：目前已有不少外阴白斑家族性发病的报道，其中母女、(孪生)姐妹同时患病较常见，提示外阴白斑有家族遗传史。

❸ **感染**：HPV 病毒感染导致的外阴上皮内瘤样病变可能与外阴白斑有关。

❹ **代谢**：皮肤组织遭到破坏，新陈代谢障碍、营养代谢受阻后，导致外阴营养不良，也可发生外阴白斑。

二、外阴白斑和外阴癌有何关系

患者如果出现外阴瘙痒、皮肤色素改变，一定要到医院就诊，做外阴活检。毕竟，局部组织活检是金标准。确定病因后才能进行正确处理。当外阴白斑久治不愈导致外阴表面的鳞状上皮细胞坏死，出现上皮细胞增生，可视为癌前病变。若治疗不得当，3％～5％可能会发展成为外阴癌。

虽然外阴白斑发展为癌的概率不高，但外阴癌伴发外阴白斑较为常见。有文献报道，约50％的外阴鳞状上皮癌常与外阴白色病变伴发。外阴癌除了可表现为外阴瘙痒或疼痛，也可能发现外阴肿块或溃疡。也有患者可能出现异常阴道流血或排液，晚期外阴癌患者由于淋巴结转移，更有可能出现腹股沟区肿块。外阴癌诊断的金标准同样是外阴活检，另外，宫颈细胞学、血生化检测及影像学也可用于辅助诊断

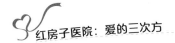

外阴癌，用于制定最适宜的治疗方案。

如果有以上症状，千万别拖延，一定要去正规医院诊治。毕竟当疾病真发生在自己身上，那所有的概率就失去意义了。

 小黑板

虽说外阴瘙痒并不一定是由于外阴白斑引起，并且从外阴白斑发展为外阴癌的概率并不高，但如果真的发生在自己身上，那所有的概率就失去意义。

因此，如果出现外阴瘙痒的症状，一定要去正规医院寻求治疗，千万别因为"不好意思"而自行处理，把小病拖成大病。

 题目自测

得了外阴白斑就会变成外阴癌吗？

A. 会 　　　　　　　　　　B. 不会

作者介绍

徐　波　复旦大学附属妇产科医院副主任医师。

专业擅长：妇科常见病多发病如宫颈疾病、妇科肿瘤、妇科生殖内分泌、卵巢囊肿、子宫内膜异位症等的诊治。对于外阴白斑的诊断和治疗有独到的见解。

答案：B

参考文献

1. 徐丛剑,华克勤.实用妇产科学[M].北京:人民卫生出版社,2018.

2. 谢幸,孔北华,段涛.妇产科学[M].9版.北京:人民卫生出版社,2018: 297.

3. 宋艳,刘爱军.第五版WHO女性生殖器官肿瘤分类解读[J].诊断病理 学杂志,2021,28(1):1-4.

4. 陈子江.生殖内分泌学[M].北京:人民卫生出版社,2016.

5. 徐丛剑,康玉.实用妇科肿瘤遗传学.[M].北京:人民卫生出版 社,2019.

6. 高颖,李艳辉,黄佳语.妇科肿瘤与生育力保护及保存[J].生殖医学杂 志,2018,27(4):293-298.

7. 丰有吉,沈铿,马丁,等.妇产科学(8年制,第三版)[M].北京:人民卫生 出版社,2015:326-327.

8. 多囊卵巢综合征中国诊疗指南[J].中华妇产科杂志,2018,53:2-6.

9. 林小娜,黄国宁,孙海翔,等.输卵管性不孕诊治的中国专家共识[J].生 殖医学杂志,2018,27(11):1048-1056.

10. 王涧,沈惠良,徐新美,等.女性外阴瘙痒症危险因素研究[J].中国卫生 检验杂志,2019,29(18):2296-2298.

11. Lei J,Ploner A,Elfstrm KM,et al. HPV Vaccination and the Risk of Invasive Cervical Cancer [J]. N Engl J Med. 2020 Oct 1;383(14): 1340-1348.

12. Su B,Qin W,Xue F,et al. The relation of passive smoking with cervical cancer:A systematic review and meta-analysis. Medicine (Baltimore). 2018 Nov;97(46):e13061.

13. Sugawara Y,Tsuji I,Mizoue T,et al. Research Group for the

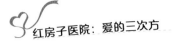

Development and Evaluation of Cancer Prevention Strategies in Japan. Cigarette smoking and cervical cancer risk：an evaluation based on a systematic review and meta-analysis among Japanese women [J]. Jpn J Clin Oncol. 2019, Jan, 1；49(1)：77 – 86.

14. Prodromidou A，Iavazzo C，Fotiou A，et al. Short- and long term outcomes after abdominal radical trachelectomy versus radical hysterectomy for early stage cervical cancer：A systematic review of the literature and meta-analysis [J]. ARCH Gynecol Obstet. 2019；300：25 – 31.

15. Li X，Xia L，Li J，et al. Reproductive and obstetric outcomes after abdominal radical trachelectomy (ART) for patients with early-stage cervical cancers in Fudan [J]，China. Gynecol Oncol. 2020；157：418 – 422.

16. Chalkia AK，Bontzos G，Spandidos DA，et al. Human papillomavirus infection and ocular surface disease (Review) [J]. Int J Oncol. 2019 May；54(5)：1503 – 1510.

17. Ramirez PT，Frumovitz M，Pareja R，et al. Minimally Invasive versus Abdominal Radical Hysterectomy for Cervical Cancer [J]. N Engl J Med. 2018,15；379(20)：1895 – 1904.

18. Melamed A，Margul DJ，Chen L，et al. Survival after Minimally Invasive Radical Hysterectomy for Early-Stage Cervical Cancer [J]. N Engl J Med. 2018,379(20)：1905 – 1914.

19. Yu J，Huang C，Sun Y，et al. Chinese Laparoscopic Gastrointestinal Surgery Study (CLASS) Group. Effect of Laparoscopic vs Open Distal Gastrectomy on 3-Year Disease-Free Survival in Patients With Locally Advanced Gastric Cancer：The CLASS – 01 Randomized Clinical Trial. JAMA. 2019,28；321(20)：1983 – 1992.

20. Tsu V，Jerónimo J. Saving the world's women from cervical cancer [J]. The New England Journal of Medicine，2016,374(26)：2509 – 2511.

21. Siegel RL，Miller KD，Jemal A. Cancer statistics [J]. CA Cancer J Clin. 2017；67：7 – 30.

22. Jayson GC，Kohn EC，Kitchener HC，et al．Ovarian cancer［J］．
    Lancet．2014;384：1376 - 1388.

23. Kansu B，Gardner J，Price-Tate R，et al．BRCA gene testing in
    women with high-grade serous ovarian carcinoma．J Obstet Gynaecol
    2020 Nov 23.

24. Sekine M，Nishino K，Enomoto T．Differences in Ovarian and Other
    Cancers Risks by Population and Mutation Location［J］．Genes
    (Basel)．2021 Jul 8;12(7).

25. Karoline KB，John HL，Daniel BR，et al．Risks of Breast，Ovarian，
    and Contralateral Breast Cancer for BRCA1 and BRCA2 Mutation
    Carriers［J］．JAMA．2017,317(23)：2402 - 2416.

26. SIEGEL R L，MILLER K D，JEMAL A．Cancer statistics，2018［J］．
    CA Cancer J Clin．2018,68(1)：7 - 30.

27. DONNEZ J，DOLMANS M M．Fertility Preservation in Women［J］．
    N Engl J Med．2018,378(4)：400 - 401.

28. Fertility preservation in patients undergoing gonadotoxic therapy or
    gonadectomy：a committee opinion［J］．Fertil Steril．2013,100(5)：
    1214 - 1223.

29. Takaya H，Nakai H，Takamatsu S，et al．Homologous recombination
    deficiency status-based classification of high-grade serous ovarian
    carcinoma［J］．Sci Rep．2020,10(1)：2757.

30. Nguyen L，et al．Pan-cancer landscape of homologous recombination
    deficiency［J］．Nat Commun．2020，Nov，4;11(1)：5584.

31. Zondervan KT，et al．N Engl J Med．2020 Mar 26;382(13)：1244 -
    1256.

32. Tsafrir Z，Hasson J，Levin I，et al．Adnexal torsion：cystectomy and
    ovarian fixation are equally important in preventing recurrence［J］．
    Eur J Obstet Gynecol Reprod Biol．2012;162：203.

33. Yancey LM．Intermittent torsion of a normal ovary in a child
    associated with use of a trampoline［J］．J Emerg Med．2012;42：409.

34. Pearce K，Tremellen K．Influence of nutrition on the decline of ovarian

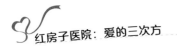

reserve and subsequent onset of natural menopause [J]. Human Fertility. 2016,19(3): 173 - 179.

35. Morris D H, Jones M E, Schoemaker M J, et al. Body Mass Index, Exercise, and Other Lifestyle Factors in Relation to Age at Natural Menopause: Analyses From the Breakthrough Generations Study [J]. American Journal of Epidemiology. 2012,10: 998.

36. Emaus A, Dieli-Conwright C, Xu X, et al. Increased long-term recreational physical activity is associated with older age at natural menopause among heavy smokers: the California Teachers Study [J]. Menopause-the Journal of the North American Menopause Society. 2013,20(3): 282 - 290.

37. Lorincz J, Molnar S, Jakab A, et al. The effect of localization and histological verification of endometrial polyps on infertility [J]. Arch Gynecol Obstet. 2019,300(1): 217 - 221.

38. Di Spiezio Sardo A, Di Carlo C, Minozzi S, et al. Efficacy of hysteroscopy in improving reproductive outcomes of infertile couples: a systematic review and meta-analysis [J]. Hum Reprod Update. 2016, 22(4): 479 - 496.

39. Zhang H, He X, Tian W, et al. Hysteroscopic Resection of Endometrial Polyps and Assisted Reproductive Technology Pregnancy Outcomes Compared with No Treatment: A Systematic Review [J]. J Minim Invasive Gynecol. 2019,26(4): 618 - 627.

40. Dieudonne A S, Lambrechts D, Smeets D, et al. The rs1800716 variant in CYP2D6 is associated with an increased double endometrial thickness in postmenopausal women on tamoxifen [J]. Ann Oncol. 2014,25(1): 90 - 95.

41. Jeon J, Kim S E, Lee D Y, et al. Factors associated with endometrial pathology during tamoxifen therapy in women with breast cancer: a retrospective analysis of 821 biopsies [J]. Breast Cancer Res Treat. 2020,179(1): 125 - 130.

42. Clarke M A, Long B J, Sherman M E, et al. A prospective clinical

cohort study of women at increased risk for endometrial cancer [J]. Gynecol Oncol. 2020,156(1): 169 – 177.

43. Katharine A Edey, Stuart Rundle, Martha Hickey. Hormone replacement therapy for women previously treated for endometrial cancer [J]. Cochrane Database Syst Rev. 2018, May, 15;5(5): CD008830.

44. Emma C Rossi, Lynn D Kowalski, Jennifer Scalici, et al. A comparison of sentinel lymph node biopsy to lymphadenectomy for endometrial cancer staging (FIRES trial): a multicentre, prospective, cohort study [J]. Lancet Oncol. 2017 Mar; 18(3): 384 – 392.

45. Evidence summaries and recommendations from the international evidence-based guideline for the assessment and management of polycystic ovary syndrome: assessment and treatment of infertility. Human Reproduction Open, pp. 1 – 24,2019.

46. Marsh EE, Ekpo GE, Cardozo ER, et al. Racial differences in fibroid prevalence and ultrasound findings in asymptomatic young women (18 – 30 years old): a pilot study [J]. Fertil Steril 2013;99: 1951.

47. Stewart EA, Cookson CL, Gandolfo RA, et al. Epidemiology of uterine fibroids: a systematic review [J]. BJOG. 2017;124: 1501.

48. James Todd TM, Chiu YH, Zota AR. Racial/ethnic disparities in environmental endocrine disrupting chemicals and women's reproductive health outcomes: epidemiological examples across the life course [J]. Curr Epidemiol Rep. 2016;3: 161.

49. Baird DD, Hill MC, Schectman JM, et al. Vitamin d and the risk of uterine fibroids [J]. Epidemiology. 2013;24: 447.

50. Mkinen N, Vahteristo P, Bützow R, et al. Exomic landscape of MED12 mutation-negative and -positive uterine leiomyomas [J]. Int J Cancer. 2014;134: 1008.

51. Hoffman, B L, et al. Williams gynecology (3nd ed) [M]. New York: McGraw-Hill Education, 2010.